JN197365

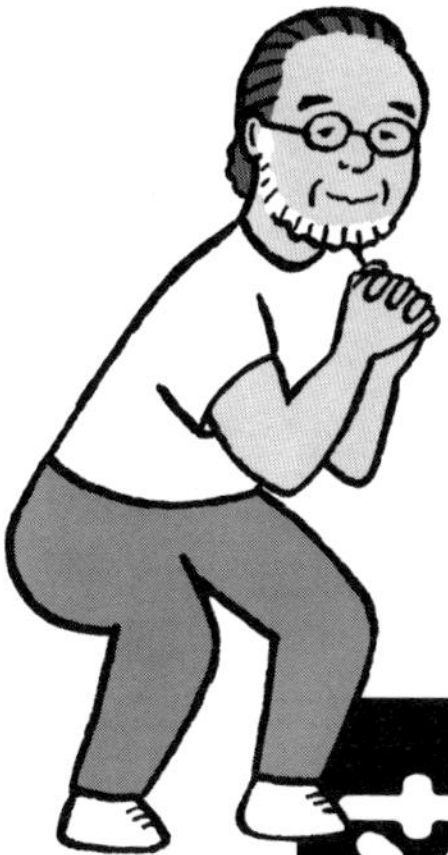

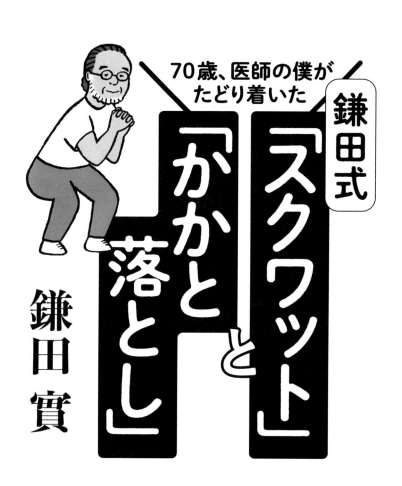

70歳、医師の僕が
たどり着いた

鎌田式「スクワット」と「かかと落とし」

鎌田實

目次

第2章

たんぱく質が筋肉をつくる 食事も大切な筋活です

第3章

体が整ったら、心の筋活

人生最後の日までピンピン生きるために

鎌田流の筋活で、何歳になってもピンピン生きよう

3年前、体重が80キロまで増えた。

僕は身長171センチ。高校生時代の体重が72キロで、その後、少しずつ増えて、多いときで75キロにはなったけれど、だいたい70キロ台前半をいったりきたりしてきた。「ちょい太」でいいというのが鎌田流。でも「ちょい太」どころではなくなりつつあった。

これは、問題じゃないか。

同時期に、目がかすむようになり、体力の衰えを感じるようにもなった。

何かしなくては、と危機感を持ったとき、10年以上、講演会で推奨してきた「スクワット」や「かかと落とし」が頭に浮かんだ。それまでも、ときどき家で行《おこな》ってはいたけれど、毎日真剣に取り組むようになった。

すると、少しずつ体重が減り、軽やかに動けるようになってきた。家での運動では物足りなくなって、たまには近所のジムにも通う。体にいいことをしている、と思うと、食べるものにも意識が向く。運動後、甘いものは自然と口にしなくなった。

3年たって、今、体重は70・9キロ。60キロ台が見えてきたのがうれしい。ウエストは9センチ減。僕はおいしいものを食べるのが大好きだから、昨日も、仕事仲間とボリュームたっぷりのロシア料理を楽しんだけれど、71キロをキープ。どうも、筋肉がついて、代謝がよくなり、体重が増えにくくなっているみたいだ。

僕の筋活は、体重を減らすことだけが目的ではない。

近年、筋肉が注目されている。

運動をして筋肉を強化すると、血糖値が下がり、血圧も下がる。そして「マイオカイン」という筋肉作動物質が分泌されて、がんや認知症、うつ病を予防する可能性があることがわかってきた。

いま日本に1000万人以上いるといわれている脂肪肝を改善させたり、肝硬変に進行させないためにも、「スクワット」と「ウォーキング」がいいのだ。

また、高血圧が約1011万人、予備軍も含めた糖尿病が約2000万人、脳血管疾患が約118万人、予備軍も含めた65歳以上の認知症が862万人いるといわれている。

こうした病気の予防や悪化防止のためにも、「スクワット」「かかと落とし」などの「筋活」と「骨活《ほね》」、後で紹介するたんぱく質重視の食事「たん活」を始めてほしい。

「筋活」と「骨活」は、高齢者が直面する大きな問題、筋肉のフレイル（加齢や生活習慣によっておこる虚弱）にも有効だ。「平成30年版高齢社会白書」によると、65歳以上の人で介護が必要になった原因の36・5％が、フレイル、骨折、転倒、関節の病気など運動機能に関わる症状や事故となっている。だからこそ「筋活」と「骨活」なのだ。

「運動なんてとても」としりごみをしている人も、僕の実践する「スクワット」と「かかと落とし」は、無理がないので、ぜひ試してほしい。あれもこれもできない人は、このふたつだけでいい、と言い切りたいぐらいすごいのだ。

このふたつで、医師の僕がめちゃくちゃ元気になった。80歳でも90歳でも遅くはない。ほんの少しかもしれないけれど、変化は必ずある。ゆるい運動では物足りない人には、ハードなスクワットも紹介する。

「スクワット」と「かかと落とし」とともに、僕が考える筋肉にいい食事や、充実した生活を送るための心の整え方も紹介している。明日を楽しく過ごすための、鎌田流筋活を、ぜひ試してほしい。

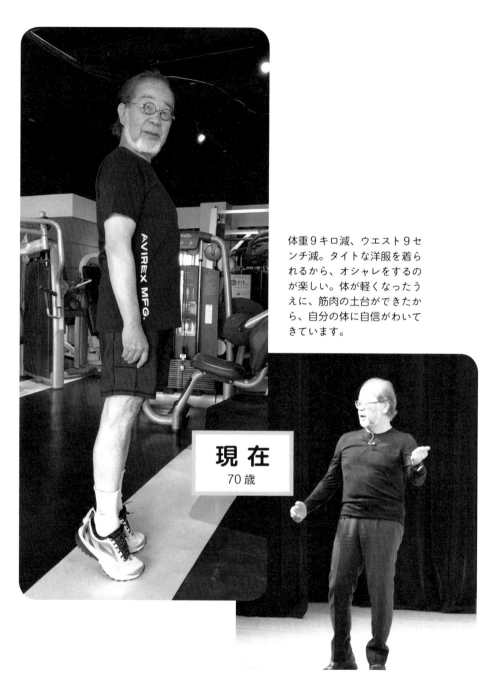

現在
70歳

体重9キロ減、ウエスト9センチ減。タイトな洋服を着られるから、オシャレをするのが楽しい。体が軽くなったうえに、筋肉の土台ができたから、自分の体に自信がわいてきています。

「スクワット」と「かかと落とし」で 3年前より、ぐっと若返った

やせただけではなく、腹筋がついて、太ももがいい感じに締まってきたので、洋服を着るのが楽しくなってきたし、歩くスピードも上がってきました。

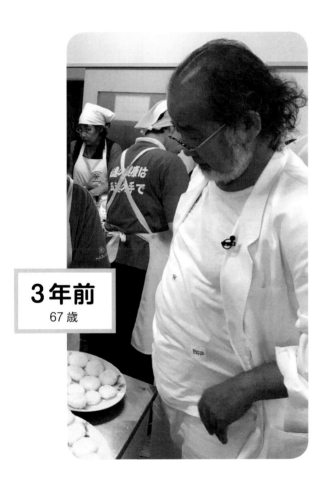

3年前
67歳

長野県の健康づくりに長年携わってきました。体にいい料理を提案する地元の食改さん（食生活改善推進員）たちと。ヘルシーメニューを考案しながら、自分自身は「ちょい太」を超えてしまって、おなかまわりに迫力が出てしまっていました。

指輪っかテスト

ふくらはぎの最も太い部分を両手の親指と人差し指で囲んだとき、下のどの図に近いかでサルコペニア（筋肉の量や質の低下）の可能性をチェックできます。

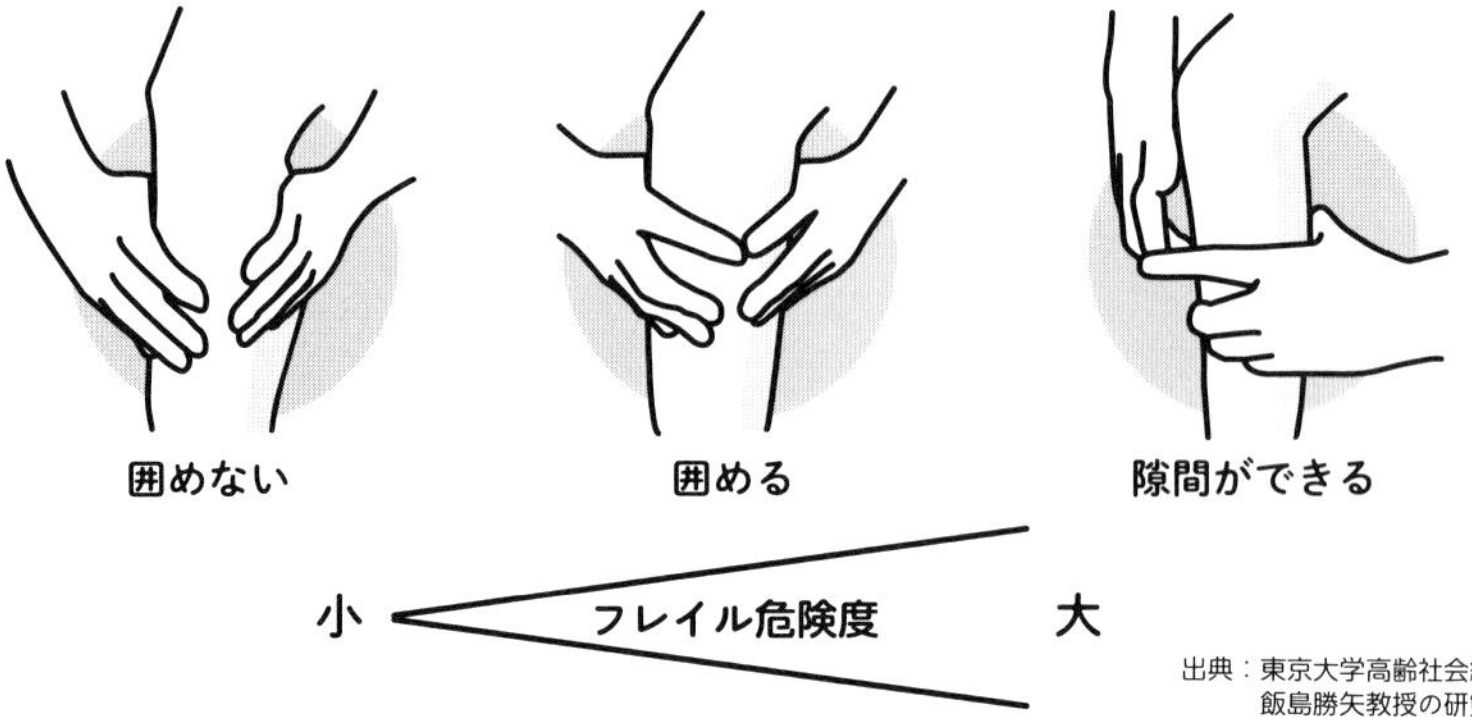
囲めない
囲める
隙間ができる
小
フレイル危険度
大

出典：東京大学高齢社会総合研究機構／飯島勝矢教授の研究より

鎌田流　フレイル・チェック

体　重	★特に減量を試みているわけではないのに、6か月で2キロ以上の体重減少がある
食	★たん活（たんぱく質を意識してとる）は、していない ★お茶や汁物でむせることがある
筋　力	★タオルをしっかりと絞って水を切ることができない ★びんやペットボトルのふたを簡単に開けることができない ★イスに座った状態から、何かにつかまらないと立ち上がれない（40代の場合は、イスから片足で立ち上がれない）
倦怠感	★よく疲れを感じる ★気力がわかない
歩行速度	★道を歩きながら、人を追い抜くことはない

1項目でもあてはまれば、フレイル予備軍
3項目以上あてはまれば、フレイルの可能性がある

誰にとっても、筋肉は大切。中高年にとっての大きな問題「フレイル」をらくらく筋活で予防しましょう

僕は、体重が増えて危機感を覚え、真剣に運動をしたことによって、筋肉の素晴らしさに目覚めたけれど、多くの中高年にとって大きな問題はフレイルであり、筋活はフレイル予防にも効果があります。フレイルとは、加齢に伴い、筋力が衰え、心身の活力が低下して、家に閉じこもりがちになるなどの衰え全般を指します。多くの人はフレイルを経て、要介護の状態になるとされています。フレイルには大きく分けて3種類あります。

1 全身のフレイル	筋肉の量や質の低下（サルコペニア）、骨粗鬆症、関節の病気などによっておこります。体を動かすことが少なくなり、動けない体になっていきます。骨、関節、筋肉、神経などの運動器の障害のために移動機能が低下した状態をロコモティブ・シンドロームといいます。
2 口腔フレイル	口のまわりの筋肉が衰え、噛む、飲むなどの食べる機能が低下し、栄養状態が悪くなるので、ますます筋肉が弱くなります。誤嚥性肺炎の原因にもなります。
3 社会的フレイル	社会とのつながりが減り、外出が面倒になって、家に閉じこもりがちになります。心の虚弱も心配。筋力アップをすると、チャレンジングホルモンが分泌されて、心も強くなります。体と心はつながっていることを忘れないで。

年齢に伴う全身筋肉量の変化

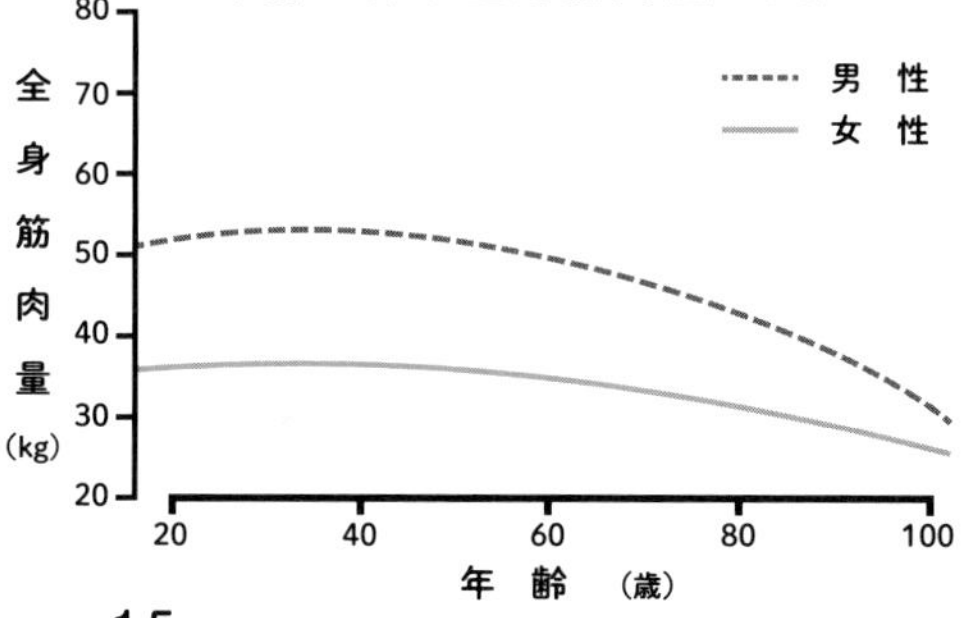

中年の頃メタボを気にしていた人が、60歳を過ぎてもやせようとしている場合があります。間違ってはいけません。長い人生をイキイキと生きるためには、40、50代はメタボ対策を実践しましょう。しかし60代からは、「ちょい太」でもいいから、筋肉が勝負です。

出典：「日本老年医学会雑誌　47巻1号（2010:1）日本人筋肉量の加齢による特徴」を基に作図

はじめに
100歳もいいけど、長さよりも大切なのは人生最後の日まで元気でいること

「人生100年時代」という言葉をよく見聞きするようになった。

100歳以上の高齢者は48年連続で増加、人口は全国で約7万人。数字で見ても「人生100年時代」は現実味を帯びてきたといっていいだろう。

しかし、「100歳まで生きたい」と本気で思っている人は、果たしてどのくらいいるのだろう？

もちろん、長生きできるのなら、それに越したことはない。でも、体の自由がきかなくなって、ハードルが増えていっても、長く生き続けたいと思う人は少ないだろう。多くの人は、「元気でいられるなら」「経済的余裕があれば」などの条件つきで「健康長寿」を願っているのではないかと思う。

僕自身、命は「長さ」ではないと思っている。100歳まで生きるよりも、人生最後の日までピンピンでいたい。

死ぬまで介護を受けることなく自立して、好きなことをして、食べたいものを食べる。そして、

コロリと死ぬ。「ピンピンコロリ」こそ、最高の死に方じゃないかと思うのだ。


僕には「何歳まで生きたい」という願望はないけれど、人生の目標はいくつかある。

80歳までイラクの難民キャンプに行って子どもたちの診察をしたいし、85歳になっても大好きなジャズを聴きに、地下のライブハウスに自分の足で下りていきたい。

それから、90歳になっても、芝居や映画を観にいける足腰と認知機能を持っていたいし、93歳まで趣味のスキーを楽しみたいという夢も持っている。

好きなことをしている最中に突然、心臓発作で亡くなったら最高。それで死ねたら本望だ。今、お迎えがきてもいいように、全力で生きている。


じゃあ、いつまでも好きなことをやるという夢を叶えるためには、今何をしておけばいいだろう?

そんなことを、数年前から真剣に考えるようになった。

48歳、僕はパニック障害になった

僕が自分の健康について初めて考えたのは、48歳のとき。きっかけは「パニック障害」になったことだった。

当時、諏訪中央病院の院長を務めていた僕は、仕事中、たびたび頻脈発作と異常な発汗に悩まされるようになった。
症状が出ると、立っていることはおろか座っていることすらできなくなり、1時間ほど横にならざるを得ないことも多かった。おそらく、「中年クライシス」の一種だったのだと思う。

内科医として20年以上、地域医療に取り組み、長野県で健康づくりの活動をして成功させてきた僕が、自分の健康は顧みていなかった。

このままではダメだ。自分の人生を考えなくちゃいけない。

そう思った僕は、52歳で院長を辞めることに。その後CEO（最高経営責任者）になったけれど、56歳で早期退職した。働き方・生き方の全面転換を行うことにしたのだ。

すると、医療活動やボランティア、講演、執筆活動が忙しくても、好きなことを楽しむ余裕ができた。パニック障害だったのが嘘のように、体も心もイキイキとするようになったのだ。

六病あってもめげない、あきらめない

とはいえ、70年も生きていると、体のあらゆるところに不調が出てくる。

64歳と66歳のときにスキーで転倒し、2度も骨折した。手術を受けず、三角巾で固定して難民キャンプに行っていたら、交感神経過緊張症候群になり、左手の指がまったく動かなくなってしまった。

その後遺症は今も続いていて、重いものを持つと指が曲がったまま戻らなくなったり、寝ている

ときに指が動かなくなって、目が覚めてしまうこともある。

さらに、膝の半月板も損傷しているし、腰には脊柱管狭窄があって、左足の先端はつねに痺《しび》れている。

65歳頃からは発作性の心房細動がときどきおきるようになったし、遺伝的に糖尿病を発症する可能性もある。もちろん、老眼や聴力の低下だってある。

70年も使った体は、「一病息災」どころか「五病」いや、「六病息災」くらいになっているのだ。

でも、僕はそこでめげないことが大事だと思っている。

ケガや病気はあっても、それらとうまくつきあいながら、弱点を強化していけばいいのだ。

ピンピンコロリの答えは「筋活」だった

僕は今、ピンピンコロリを実現するために「筋活」に励んでいる。

死ぬまで好きなことをするために必要なもの。その答えは「筋肉」だったのだ。

振り返ってみると、ケガや不調もすべて「筋肉の衰え」が原因だったように思う。

実は、30代前半と40代半ばでもスキー中に転倒して骨折しているのだけれど、そのときは技術の問題だと思っていた。だけど、論文を調べてみたら筋肉は20歳をピークに衰えることがわかった。

つまり、筋肉が徐々に衰えて、体を支える力がなくなったことが転倒、骨折につながっていたのだ。

50歳からは毎年1％ずつ筋肉が減少していく、という論文もある。だったら、93歳までスキーを続けるためには、もっともっと筋肉をつけなければならない。

そこで、運動や食事で筋肉を増やす「筋活」を本格的に始めたところ、驚くほどの効果があった。血糖値や血圧、コレステロール値など、あらゆる数値が正常になり、骨密度は130％に。ウエストは9センチも減ってメタボが改善したし、体重は9キロも落とすことができた。見た目が引き締まったことで、オシャレも楽しめるようになった。

70歳にしてここまで変わることができるなんて、思ってもみなかった。

特に、10年以上前から僕が推奨してきた「スクワット」や「かかと落とし」は、身をもってその効果を実感することができた。

この本では、40年以上健康づくり運動をやってきた70歳の医師の僕がたどり着いた「最強の筋活」についてお伝えしていこうと思う。僕自身が実際にやっている、とてもシンプルな方法だけを紹介していく。長く続けやすく、僕が実践していることをまとめた。

自分の人生の主役になろう

テレビでは毎日のように新しい健康情報が紹介されているけれど、体にいい食材や医師が勧めるトレーニング方法を、あれもこれもと取り入れても長続きはしない。

それに、どんなに世間で推奨されている健康法を実践していても、がんや脳卒中になることはあるし、突然死が訪れる可能性だってある。

流行や情報に振り回されていると、最期を迎えるとき「あれだけ健康のためにいろいろやってきたのに、こんなに早く死んでしまうのか」と、後悔することになりかねない。

健康づくりで何よりも大事なのは「自己決定」をすること。

命の主人公は自分。健康の主人公も自分だ。そう、自分の人生は自分で決めるべきなのだ。

本当に大事なことはすべてここに書く。この本を読みながら、ぜひ「自分の命を守るために何をするか、自分で決める」ということを大事にしてほしい。

「この方法はいいな」と思ったら、まずひとつ始めてみる。そのうちに「こっちもやってみようかな」と思ったら、それも取りいれればいい。

もうひとつ、健康づくりの大事なコツが、「こうなりたい」というビジョンを持っておくこと。90歳まで近所の日帰り温泉に通いたい。85歳でハーフマラソンを走りたい。孫の結婚式に自分の足で歩いて出たい。生きている限り、海外旅行に行きたい。これ、全部筋肉が関係している。筋肉勝負なのだ。

妄想でもいいから、自分が理想とする未来を思い描いてみよう。

僕自身もそうだけど、ビジョンがあると、なんだかやれそうな気がしてくる。

さあ、人生を最後まで、120%楽しむための「筋活」を始めよう！

4 昨日より、今日は少しいい

小さな変化がわかると、やる気が持続します。変化は人それぞれ。以前より息切れしなくなった、階段を上がれるようになった、歩くのが楽になった。太めの人だったら、体重が0.2キロ減った、でもいい。うれしくなって快感ホルモンのドーパミンが出て、楽しみながら取り組めたらいいですよね。

5 体・食・心の三角形バランス。まずは体から入るのがオススメ

体、食、心は、たがいに関連しあっています。体が不調なときは、心が元気になることが大切。心が疲れたときは体が元気になれば、心をいやしてくれる。体と心は密接につながっていて、双方に食が大きな影響を及ぼします。この体・食・心の三角形のバランスがとれていることが、とても大切なんです。そのためには、体・食・心のどこからスタートしてもいいのですが、僕のオススメは、体づくりから。体によい変化があると、体のことを考えて食事に気をつけるようになるし、心も雑念が消えて前向きになる、とスムーズにつながっていきます。「まずは少し運動を」。試してみてください。

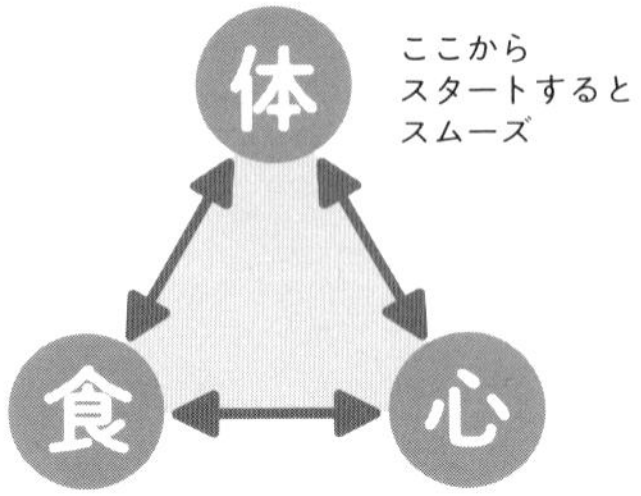

6 無理はしない

僕の健康法の基本です。体の不調を感じるときは、無理に運動することはない。まして、どこか痛むところがあれば、様子を見たり病院に行ったりしてください。人生は長いから、ゆったりと構えて、また調子がよくなったら、始めればいいんです。

鎌田流筋活のポリシー

1 貯金より「貯筋」

雑誌で「老後のために○万円貯めよう」という特集がよくあるけれど、僕に言わせれば、貯めるのはお金よりまず筋肉。ここ10年ほどのあいだに、筋肉の素晴らしさが解明されてきました。運動して筋肉を強化すると、血糖値も血圧も下がります。マイオカインという筋肉作動物質が分泌されて、がんや認知症、うつ病を予防する可能性もわかってきました。マイオカインは「若返りホルモン」とも「万能ホルモン」ともいわれています。元気でおもしろい人生を実現するのは筋肉なのです。

2 「1日でも長生き」ではなく「生きている限り楽しく」

「人生100年時代」といわれるけれど、100歳まで生きたいですか？　僕は、いつ死んだっていいと思っているけれど、死ぬ日まで元気でいたいし、好きなことをしていたい、と願っています。「レングス・オブ・ライフ」（命の長さ）ではなく、「クオリティ・オブ・ライフ」（命の質）。人生の質が大事。そのためにも筋肉勝負。筋肉は30代から減りだすといわれているので、本当は40代や50代から意識していれば理想的なんだけれど、80歳や90歳だって大丈夫です。ムキムキになるためじゃなくて、楽しく毎日を過ごすための、ほんの少しの筋肉をつくるんです。

3 目標（妄想？）→ 体づくり

これから先の人生について、何がしたいか、妄想に近くてもいいから考えてみることが大切です。僕の場合は、スキーや海外ボランティアなんだけれども、「家族と温泉に行く」でも、「自分で歩いて近所に買い物に行く」でもいいんですよ。そこから、体づくりに入っていけば、自然とがんばる気持ちがわいてきます。

僕の活動報告

「スクワット」と「かかと落とし」のよさを多くの人に広めたい

僕は、講演会を年間100日ペースで行って全国を回っている。最近は、健康づくりを主題にした講演会が増えてきて、会場で「スクワット」や「かかと落とし」の実演をすることも珍しくない。

なかでも佐賀県は健康づくり運動に熱心だ。僕が佐賀新聞で月1回、健康長寿をテーマにして続けている連載は20回を超し、佐賀県に本社があるミズ・溝上薬局とタッグを組んで「鎌田實のがんばらない健康長寿実践塾」を開催している。600人の塾生は40代〜80代の中高年が多く、「スクワット」と「かかと落とし」を1セット10回×1日3セット、ウォーキングは、現状よりプラス10分を目標に、それぞれの体力に合わせて続けてもらった。同時に、野菜やたんぱく質をたっぷりとる食事の大切さをレクチャーし、日々の食事を表に書きこむ提案もした。

塾生たちに半年間継続してもらって、第一報の成果を西九州大学リハビリテーション学部の大田尾《おおたお》浩教授に集計してもらったところ、うれしい結果が出てきた。

半年前の体力測定時には、体がかたい、腹筋が弱い、片足立ちが苦手といった傾向が見られたのだが、まず、骨格筋量が増加した。腹筋と下肢筋力、歩行バランスも改善。さらに、骨密度や片足立ち、歩行速度、注意力の項目でも改善傾向が見られた。

「がんばらない健康長寿実践塾」は、僕が行かないときも定期的に集まって運動をしたり、食事の勉強会をしている。半年間の成果が出たところで、ますますモチベーションを高めている塾生も多いようだ。

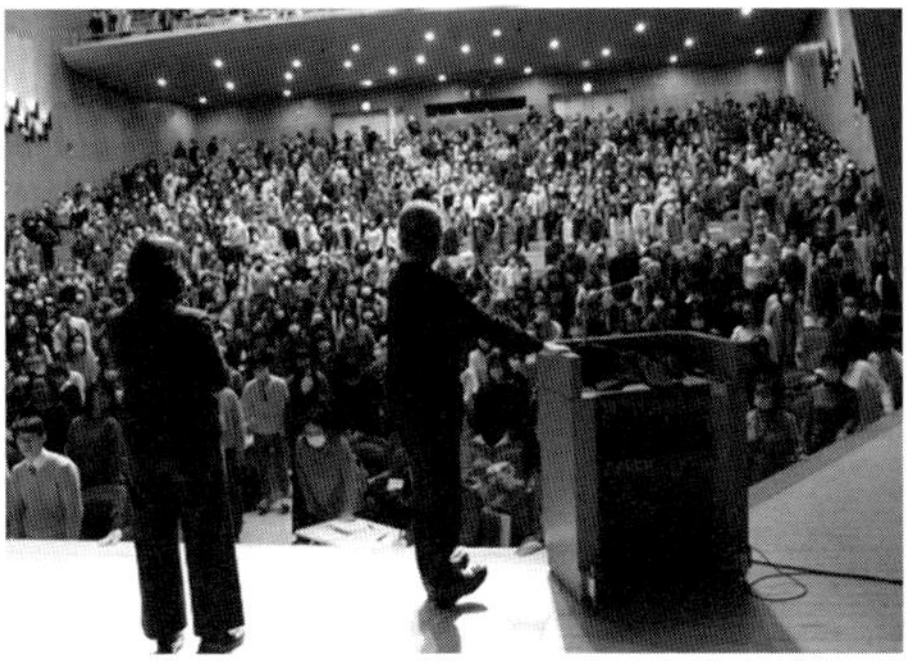

塾生たちの声

半年間、運動と体にいい食事を続けて、よい変化を体で実感している人が増えてきました。

- 体脂肪率が減って、体重は微増。筋量が増えたのでは、と言われてうれしいです。
- 食事の書きこみ表が励みになります。テーブルの透明なマットの下に敷いたり、壁に貼って、日々、野菜やたんぱく質をとっているか、確認しています。
- 測定会が楽しみ。はっきりと数字に改善結果が表れると、継続する気持ちになります。
- 現状維持できればじゅうぶん、と思っていたけれど、体力がついて若返ったようです。
- 膝の痛みが消えました。
- 腰痛がおきなくなりました。

「スクワット」と「かかと落とし」のよさを多くの人に広めたい

文化の違いを超えて、海外にも広まっていく

「スクワット」と「かかと落とし」の普及活動は、海外でも行っている。2万人を抱えるイラクの難民キャンプの集会所で、「鎌田式スクワット」や「かかと落とし」を指導してきた。キャンプでは運動不足の人が多く、BMIが高い太りすぎの人が意外と多い。同時に食事指導も行って、半年間、BMI数値のチェックができた女性32名のデータを見ると、87・5％の人に改善が見られた。

戦争やテロリストの脅威におびやかされている難民キャンプの人たちに、緊張と隣り合わせの生活だからこそ、自分の健康管理が大切なんだと話をしてきた。こうして数値として、よい結果が見え始めると、僕自身の励みにもなる。

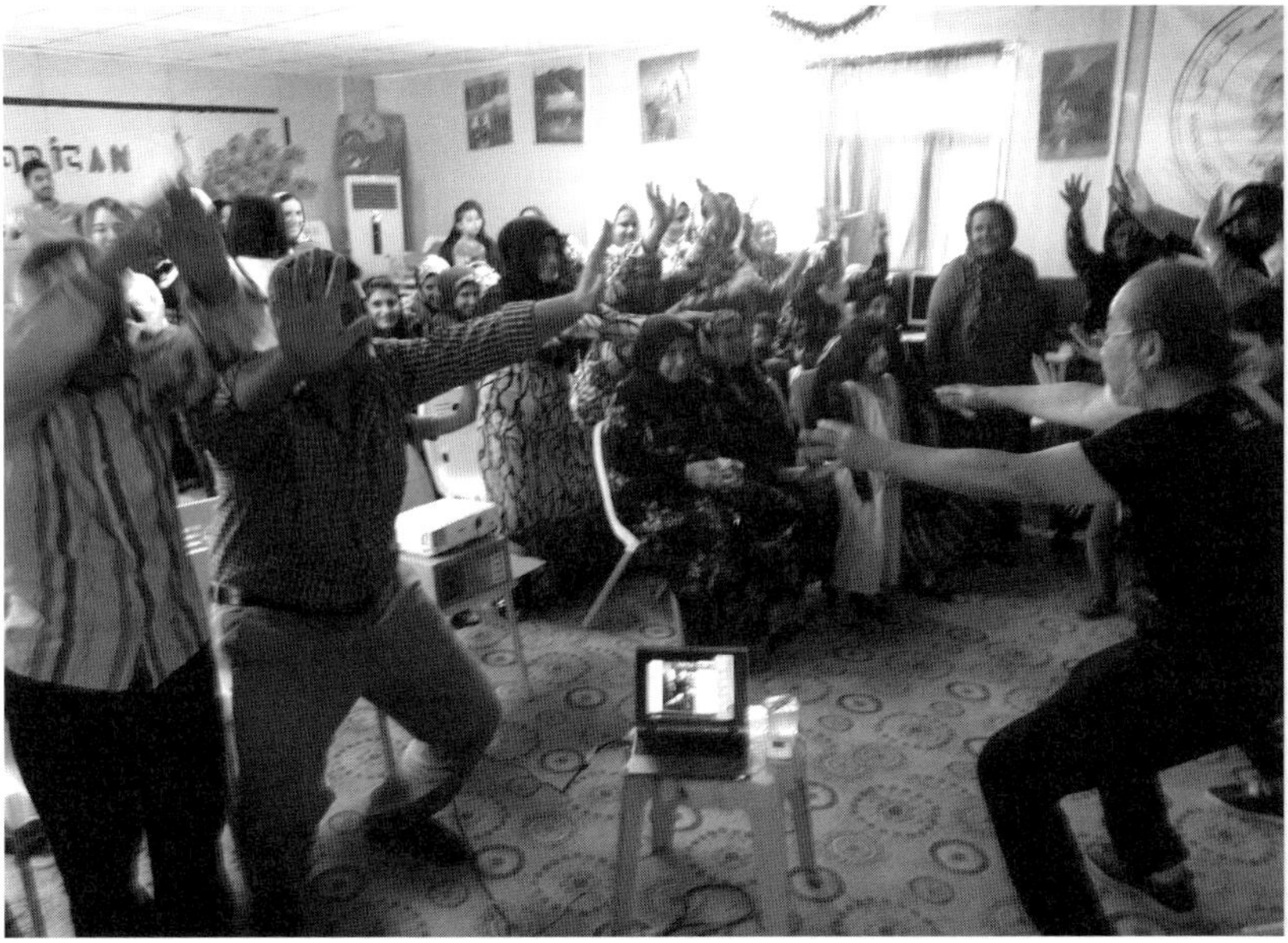

(写真上)難民キャンプの集会所で、「スクワット」と「かかと落とし」を指導している。宗教や民族が違っていても、一緒に集まって体操をしているうちに、“健康民主主義”が生まれ始めている。

(写真右) 僕が代表をしているJCF がつくったイラクの PHC(プライマリ・ヘルス・ケア) 診療所で。医師や看護師にも、体重管理の大切さを教えるために、体重計を用意した。医療従事者でありながら、この人は BMI が33。完全な肥満なのに、自分ではわかっていなかった、と笑っている。

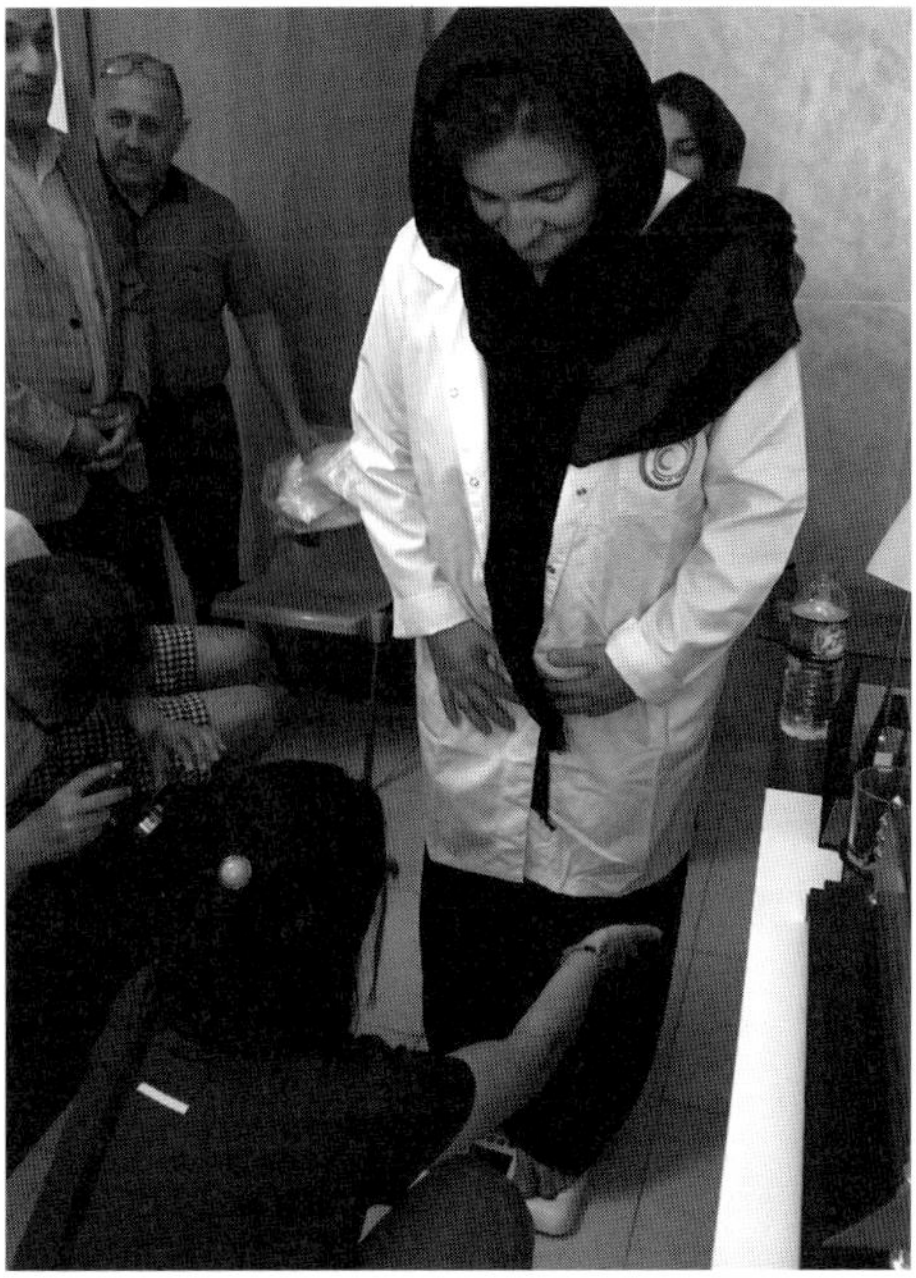

第1章

まずは体づくりから

鎌田式
らくらく筋活

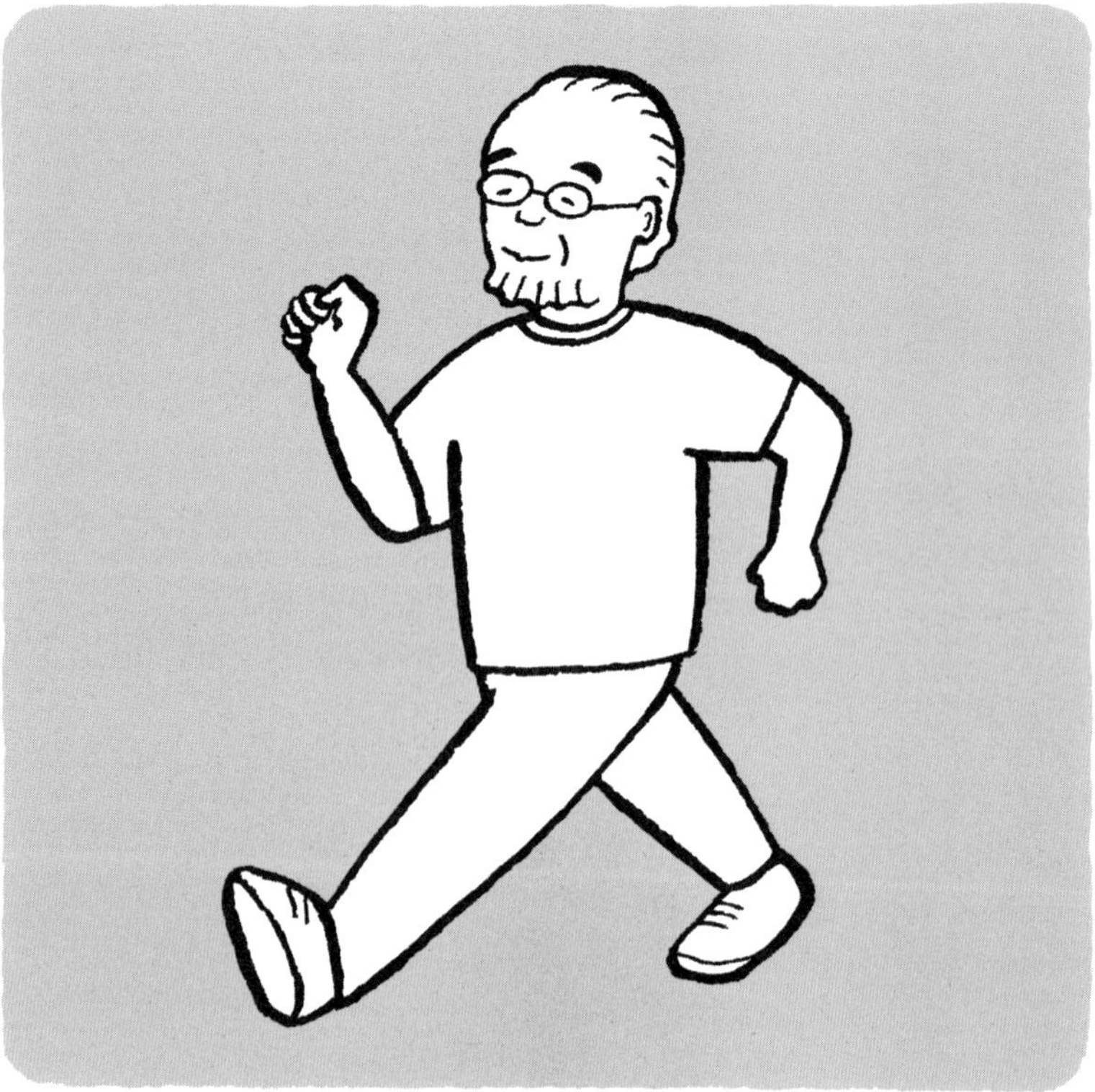

22ページでも触れた、体・食・心のバランスを整えるにあたり、
まずは体のケアをするのが鎌田流。
僕が実践している運動をいくつか紹介するけれど、
この3年で僕を劇的に変えたのは
鎌田式の「スクワット」と「かかと落とし」。
まずはこれだけでいいから試してほしい。
負荷を調整できるように工夫をしているので、
何歳の人でもチャレンジできる。
運動をして体によい変化がおきれば、
いろいろなことに前向きになれる。
僕がいい見本だ。

続けて15年！
いつでもどこでもできる
「鎌田式スクワット」

健康長寿のために僕が欠かさず実践しているのは、スクワットだ。講演会やテレビ出演などで健康について話をする機会があると、必ず紹介し、実演もしてみせる。年100回近く講演会をしているが、ほとんどの会場で「スクワット」と「かかと落とし」をしている。2000人の会場で全員が「鎌田式スクワット」を行っている光景は壮観だ。全国の被災地でも、イラクの難民キャンプでも行っている。

太ももやウエストも細くなる

どうしてこんなにスクワットに励んでいるかというと、スクワットほど効率よく、そして手軽に太ももを鍛えられるトレーニングはないからだ。

そう、「太もも」は、健康長寿のカギを握る重要なパーツだ。

なぜなら、夢の若返り物質と呼ばれる「マイオカイン」を最も効率よく分泌させるには、太ももが勝負なのだ。

女性は脚が太くなるのではないかと心配かもしれないが、大丈夫。皮下脂肪が筋肉に変わっていくので、むしろ引き締まっていく。僕は太もも、ウエスト、ヒップも細くなってスーツを手直ししてもらった。

夢の若返りホルモン「マイオカイン」を出すには、太もも勝負！

「マイオカイン」とは、「筋肉作動物質」の一種で、運動することによって筋肉から分泌される。マイオカインが出ると、血糖値や血圧が下がるだけではなく、がんや脳卒中、糖尿病や認知症、そしてうつ病のリスクまでもが下がる可能性があるという、驚くべきデータが近年発表されたことから、夢の若返りホルモン、万能ホルモンと呼ばれるようになった。

このマイオカインは運動すればどの筋肉でもつくられるが、体の中で最も筋肉量の多い「太もも」を意識的に鍛えることで、効率よく分泌させることができる。その方法が、僕が推奨しているスクワットということになる。

自分の体力に合わせて最適なスクワットを選ぼう

ただ、スクワットならどんなやり方でもいいというわけではない。太ももの筋肉、なかでも大腿四頭筋、内転筋、ハムストリングスに上手に圧をかけていくことがコツなのだが、できていない人が意外に多い。ぜひとも僕が長年の経験から進化させてきた鎌田式スクワットを実践して、効率よく鍛えてほしい。

鎌田式スクワットには、反動スクワット、イスありスクワット、スロースクワット、スーパースクワットの4種類がある。

どのスクワットもポイントは、背骨が曲がらないように動作すること。膝を曲げたとき膝が足のつま先より前に出ないこと。そして、足裏全体で床を踏みしめて立つこと。この3つを意識しながら、1セット10回×1日3セット行う。

ところで僕のお気に入りのスクワットタイムは、テレビのCMタイム。コマーシャルが始まると、そそくさと立ち上がり、その場でスクワットを1セット。食後も好ましい時間だ。食後の運動は、血糖値の上昇をゆるやかにするといわれている。

不眠がちの人は、朝するといい。太陽の下ですると、セロトニンが分泌され、それが夜になるとメラトニン（睡眠に向かわせる作用があるホルモン）に変わって眠りにつきやすくなるのだ。なんの道具もいらないので、いつでもどこでもできるのも、スクワットのいい点だ。


太ももを鍛えると、階段や坂道がつらくない。歩くのも走るのも、（僕の場合は大好きなスキーも！）楽しくなる。O脚でお悩みの方には、抜群の効果。膝の関節痛が軽減することもある。おまけに若返りホルモンまで出るのだから、スクワットは一石で何鳥もオイシイ。

近年、僕の太ももはいい感じで筋肉がつき、引き締まってきた。僕はただのオジサンだけど、太ももだけは誰にも負けないチャームポイントなのだ。

鎌田式スクワット
種類と回数の目安

僕自身、10数年続けるうちに、スクワットが体のどの筋肉に効果があるのか、意識できるようになりました。同時に、体力のない人、運動に慣れていない人のための、負荷の低いスクワットも考案。無理なく、自分に適したメニューを選んでください。

ページ	レベル	スクワットの種類	こんな人に向いています	1日の回数
36～37	**1**	**反動スクワット**	**運動に慣れていない人**	**1セット 10回 × 3セット**
38～39	**2**	**イスありスクワット**	**少し慣れてきた人**	**1セット 10回 × 3セット**
40～41	**3**	**鎌田式スロースクワット**	**レベル2で物足りなくなった人**	**1セット 5～10回 × 3セット**
42～43	**4**	**鎌田式スーパースクワット**	**骨盤底筋も鍛えたい人**	**1セット 5～10回 × 3セット**

太ももの前と後の筋肉に刺激を与えます

前 大腿四頭筋

［大腿直筋＋中間広筋（大腿直筋の下にある）＋外側広筋＋内側広筋］

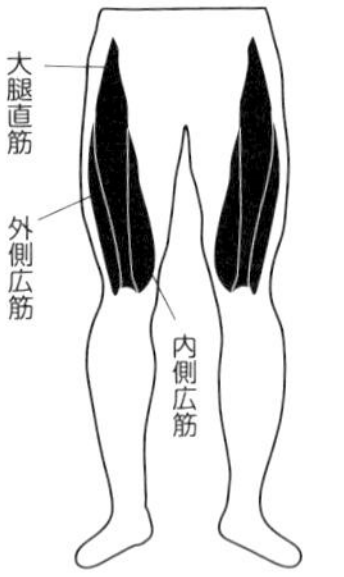

後 ハムストリングス

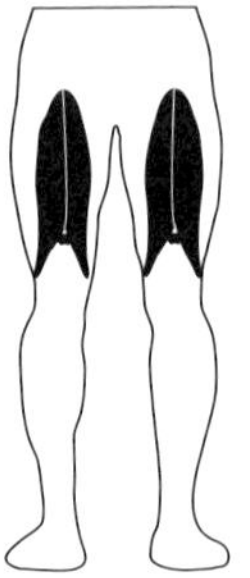

少しずつレベルを上げていくのが理想的だけれど、決して、がんばりすぎないように。自分の体と相談をして、少しつらいと思ったら、回数を減らしたり、レベルを下げたり、休んだりしたって問題はないのです。

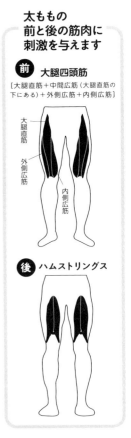

スクワットを始める前に まず準備体操をしましょう

ふだん使わない筋肉を軽く動かして、体の様子をみます。何回かトライして、問題なさそうだったら、次のページの「レベル1　反動スクワット」を行ってみましょう。心臓や肺機能に問題のある人や、85歳を超える人は、この準備体操を1セット10回×1日3セット行うことで、生活機能を守ることができます。

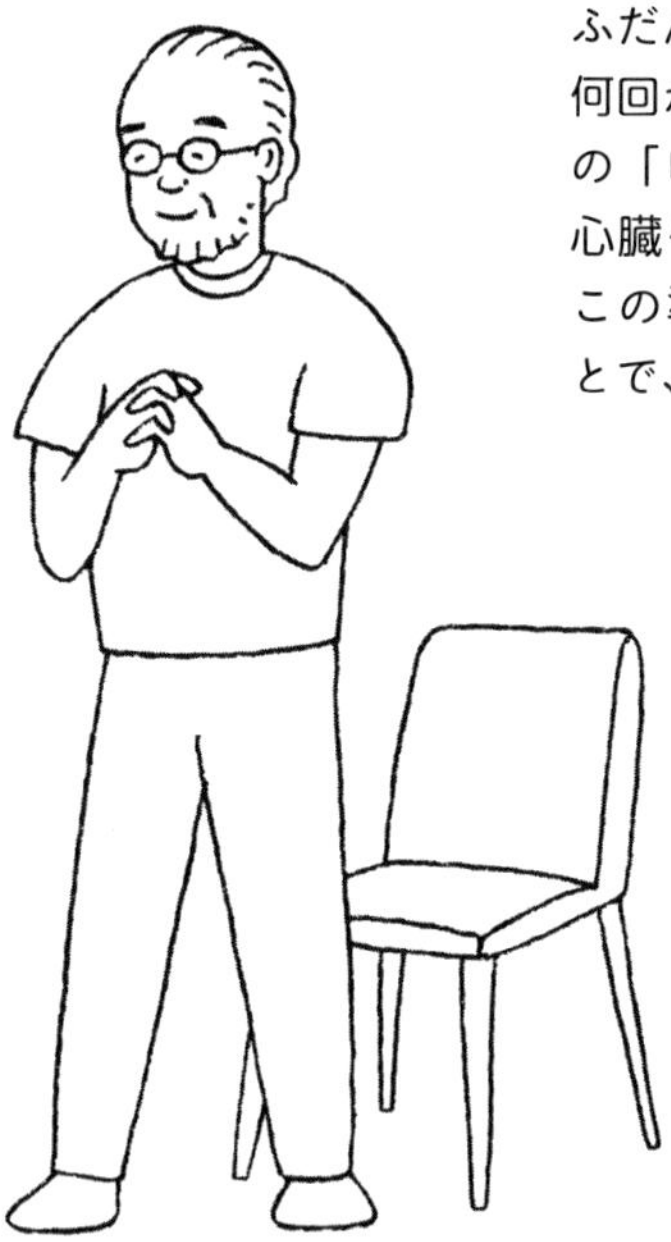

1

まずイスに座った状態から
立ち上がり、
胸の前で手を組みます。

おしりを
突き出すように
ゆっくり
座っていきます

腹筋に力を入れながら
座っていきましょう。
腹筋が強化され、
立ち姿が美しくなっていきます

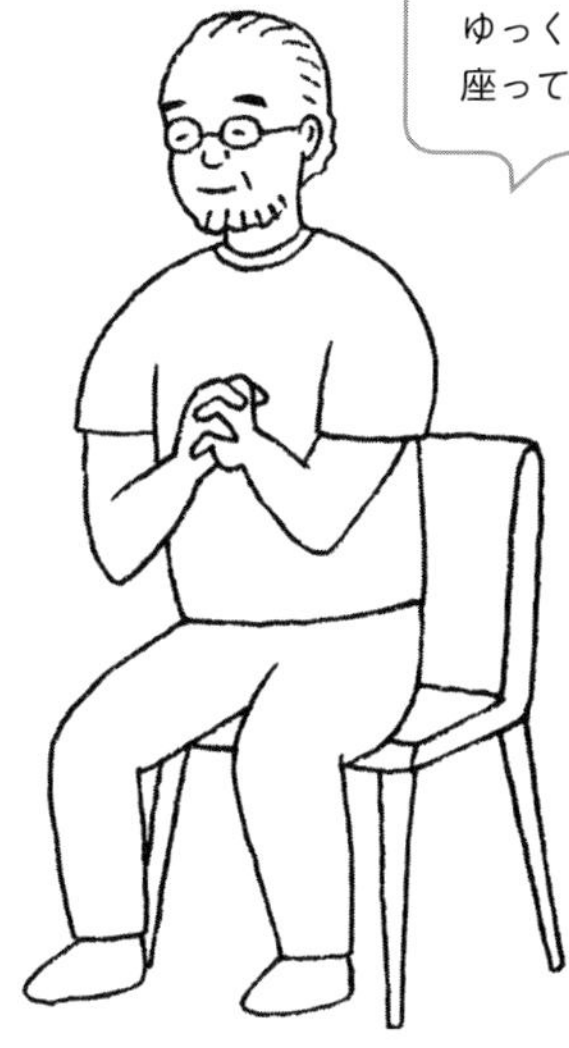

2

ゆっくりと
イスに腰を下ろして、
またゆっくりと立ち
上がります。

ふだん運動に慣れていない人は
まずこちらから。
腕の力を利用するので、
高齢者にも無理がありません。

1セット 10回 × 1日 3セット

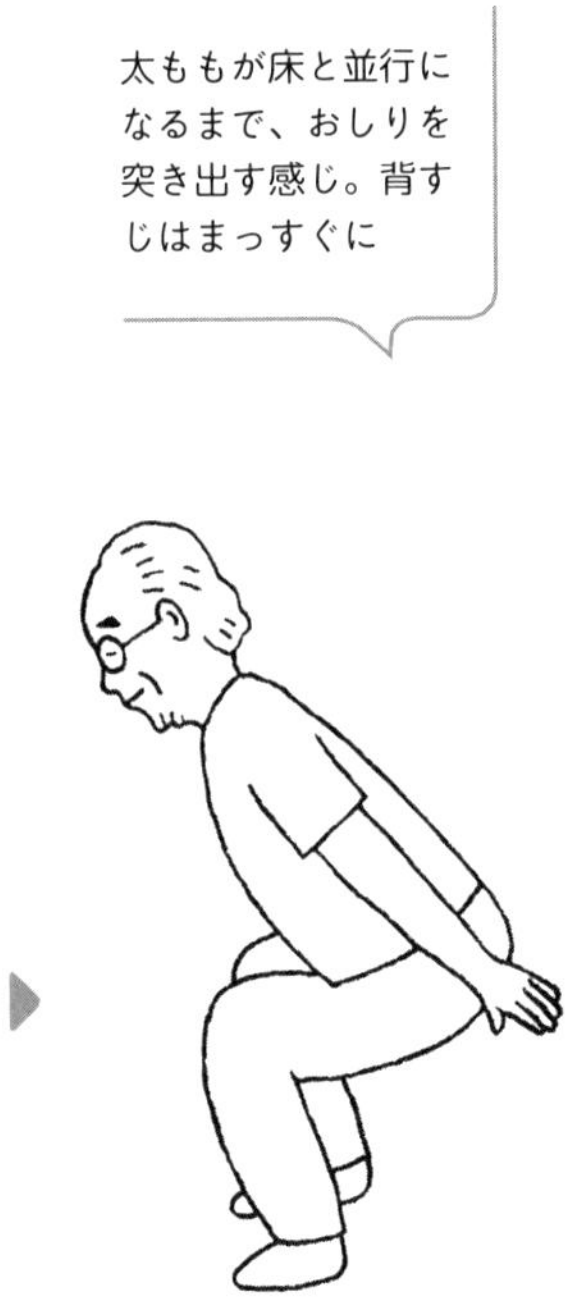
太ももが床と並行になるまで、おしりを突き出す感じ。背すじはまっすぐに

4

手をこの位置まで下ろした姿勢で５秒キープしてください。

息を吐きながら立ち上がります

5

ゆっくりと
手を上げながら
１の状態に戻ります。

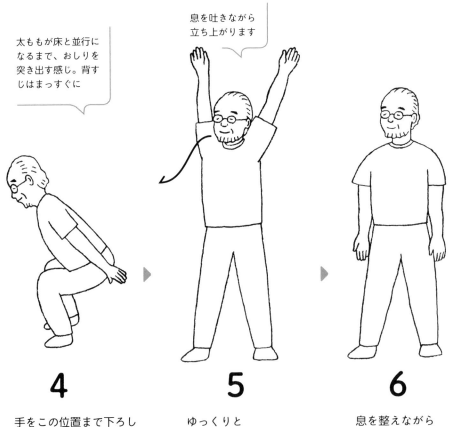

6

息を整えながら
手を下ろしひと休み。
再び１からの運動を
開始します。

初めての人向き

レベル 1　反動スクワット

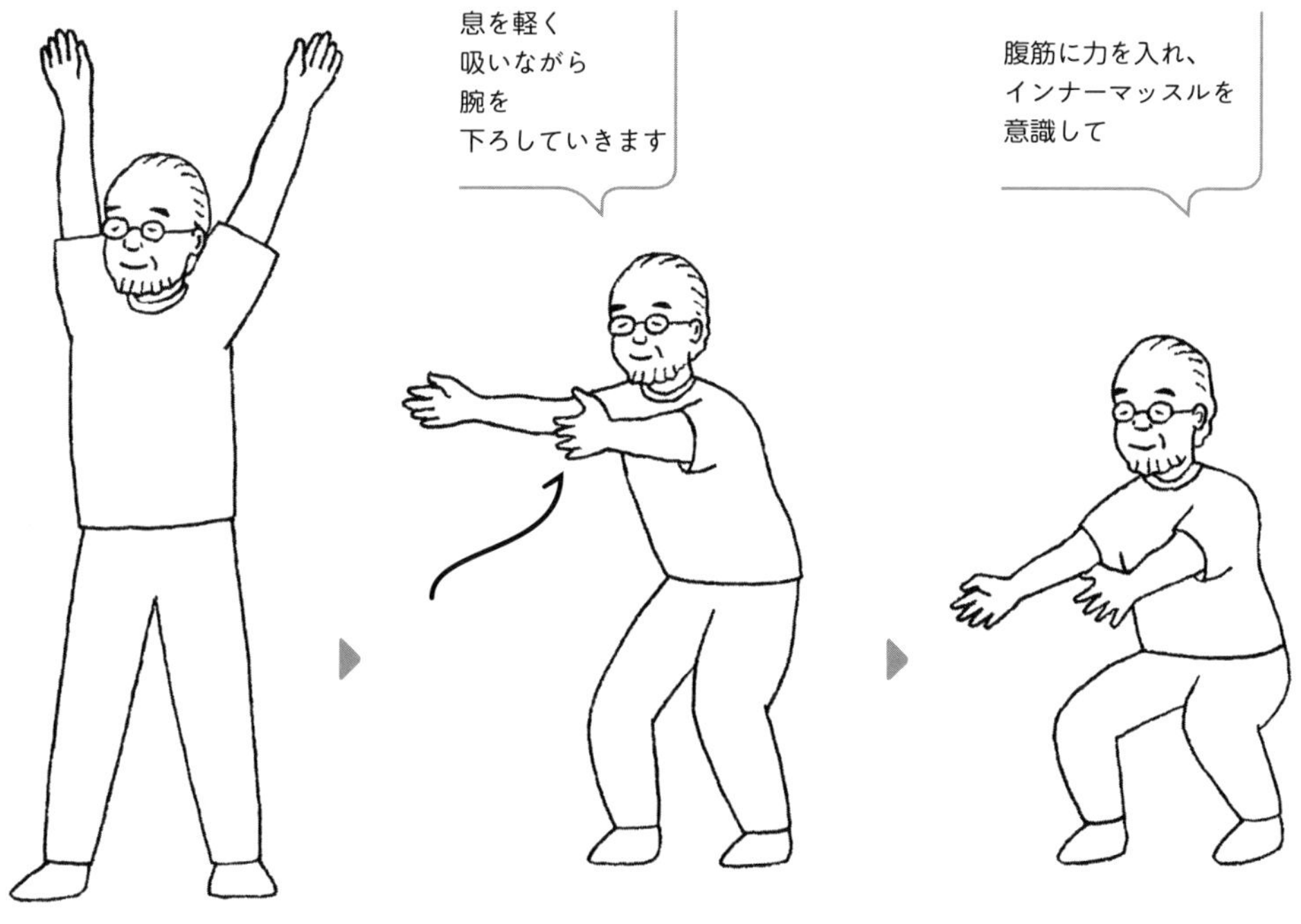
息を軽く
吸いながら
腕を
下ろしていきます
腹筋に力を入れ、
インナーマッスルを
意識して

1

両足を肩幅に広げて立ち、両手を頭の上に上げます。

2

ゆっくりと膝を曲げて、同時に手を下ろしていきます。

3

膝がつま先より前に出ないようにします。膝の向きが内向きに狭くならないように。つま先はまっすぐ前に向け、膝はつま先と同じ方向に向けます。

通常のスクワットほど、腰を落とさず、膝も曲げすぎないので、膝に負担をかけたくない人、徐々に体を慣らしていきたい人はこちらを。続ければこのスクワットでも大きな効果が出ます。

1セット **10** 回
×
1日 **3** セット

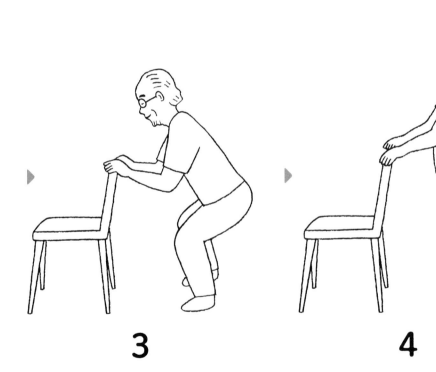

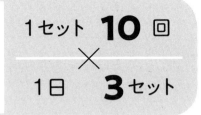

3

ゆっくりと呼吸しながら、5秒ほど同じ姿勢を保ちます。

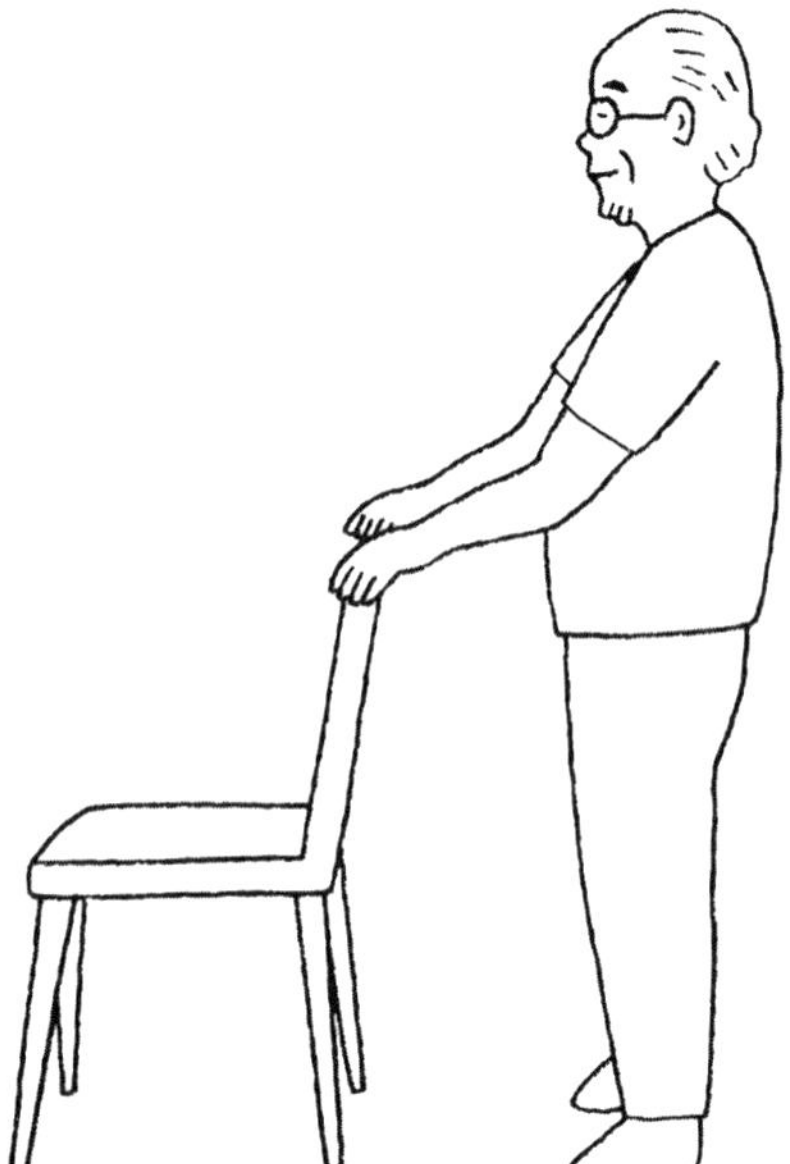

4

ゆっくりと1の姿勢に戻ります。

少し慣れてきたら

レベル 2 イスありスクワット

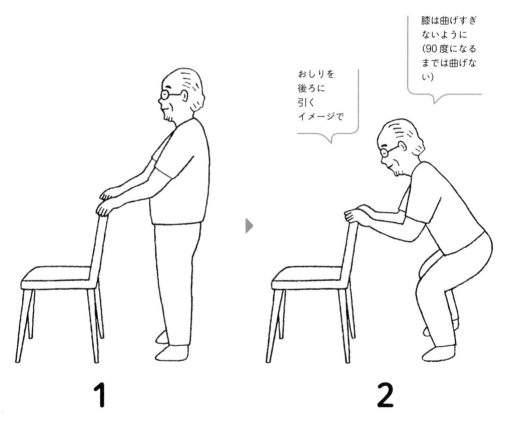

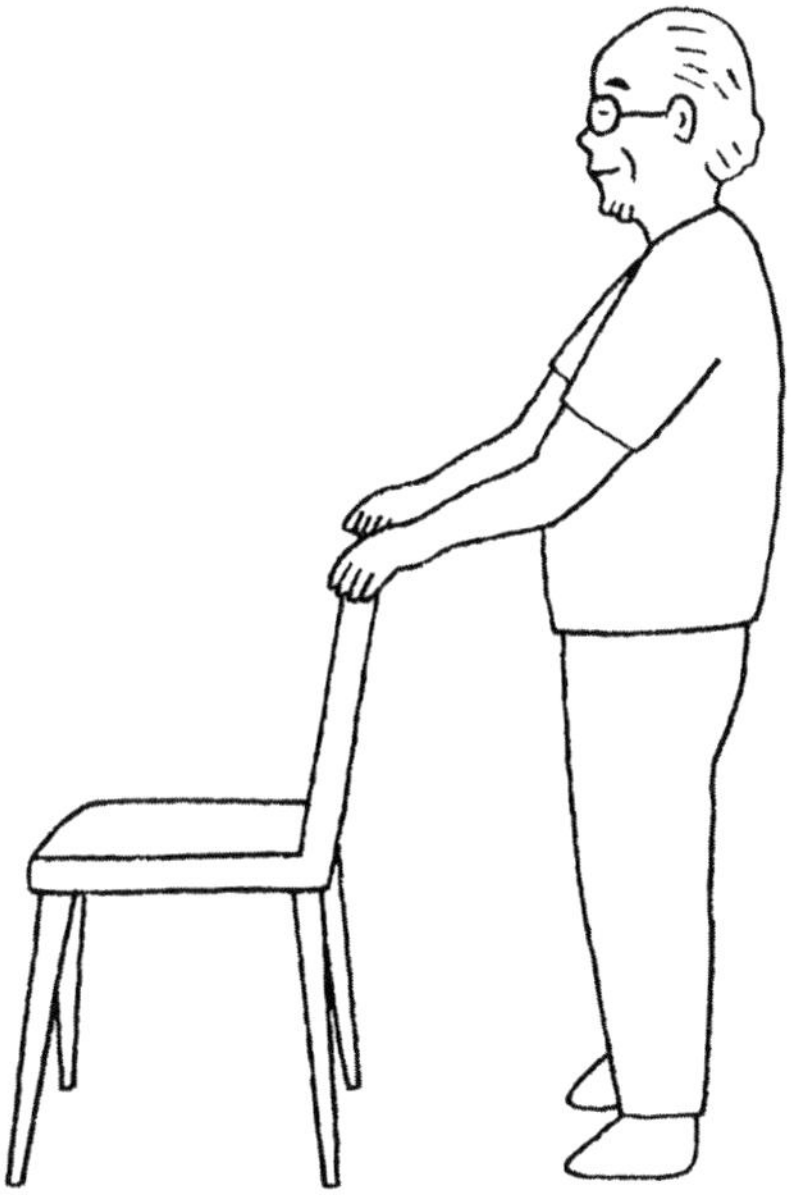

1

イスの背につかまって、
両足を肩幅に広げて立ちます。

2

ゆっくりと膝を曲げて、
腰を落とします。

手の反動や、支えを使わず、脚の筋肉だけで行うので、さらにハードになります。かがんだ姿勢をキープして脚に負荷を加えることで、マイオカインの分泌がより期待できます。徐々に回数を増やして、いずれ10回できるようになれば素晴らしい。

1セット **5〜10**回
×
1日 **3**セット

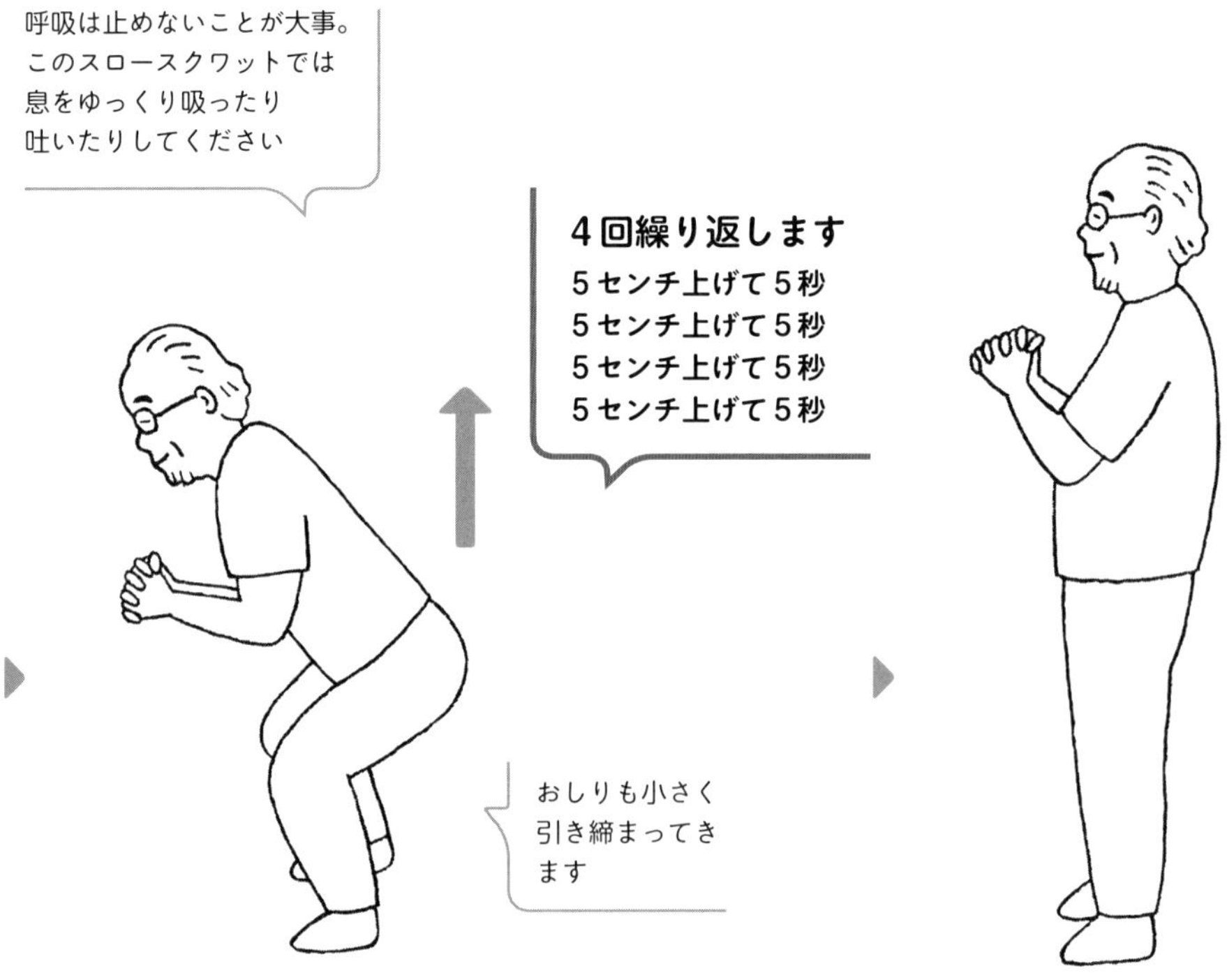
呼吸は止めないことが大事。
このスロースクワットでは
息をゆっくり吸ったり
吐いたりしてください
4回繰り返します
5センチ上げて5秒
5センチ上げて5秒
5センチ上げて5秒
5センチ上げて5秒
おしりも小さく
引き締まってきます

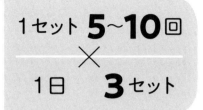

3

おしりを5センチ上げて5秒数えます。
これをさらに3回繰り返し、
そのつど5センチずつ上げていきます。
太ももが張ってきますが、
がんばりどころです。

4

ゆっくりと1の状態に
戻ります。

負荷を加えた、僕のオリジナル

レベル 3 鎌田式 スロースクワット

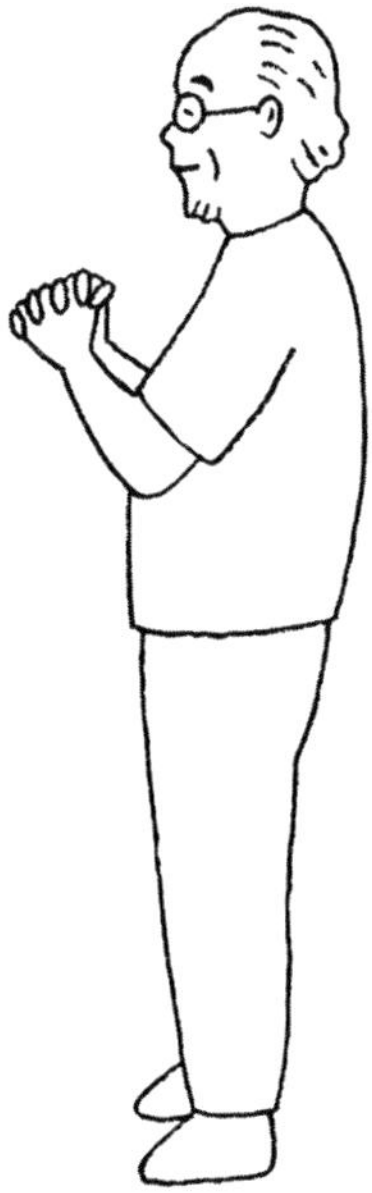

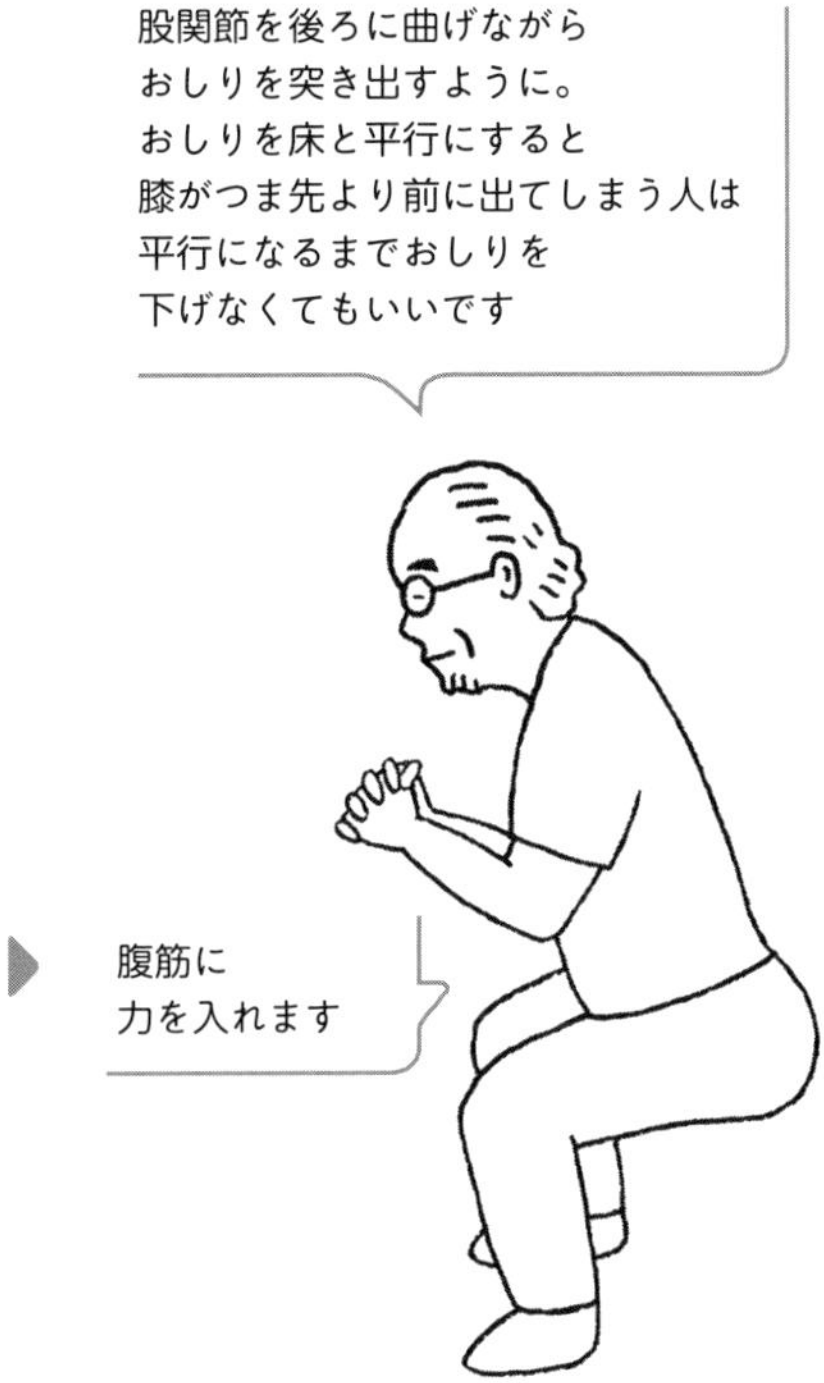
股関節を後ろに曲げながら
おしりを突き出すように。
おしりを床と平行にすると
膝がつま先より前に出てしまう人は
平行になるまでおしりを
下げなくてもいいです
腹筋に
力を入れます

1

両足を肩幅に広げて立ち、
手を胸の前で組みます。

2

手を胸の前で組んだまま、膝がつま先より前に出ないように、おしりを床と平行になるまで下げます。このスクワットでは、つま先を少し外に開くと、楽になります。

レベル3のスロースクワットの動きに合わせて、骨盤底筋も意識して力を入れたり抜いたりします。失禁予防に効果が期待できるほか、腹筋などのインナーマッスルを鍛えることで、ウエストやおしりが引き締まってきます。

1セット 5~10回 × 1日 3セット

呼吸は止めないことが大事。
このスロースクワットでは
息をゆっくり吸ったり
はいたりしてください

4回繰り返します
5センチ上げて5秒
5センチ上げて5秒
5センチ上げて5秒
5センチ上げて5秒

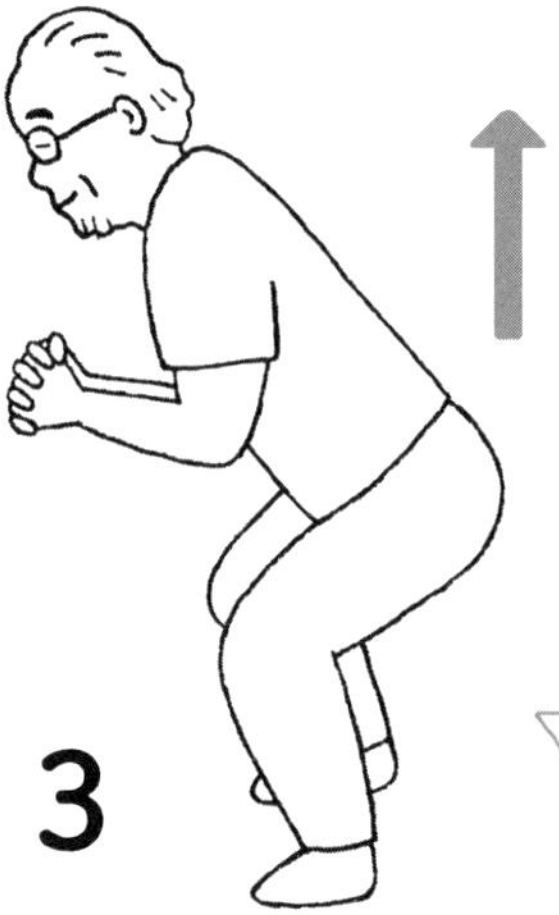

肛門付近に
力を入れることで、
さらに
おしりも小さく引き
締まってきます

3

おしりを5センチ上げて5秒数えます。
これをさらに3回繰り返し、
そのつど5センチずつ上げていきます。

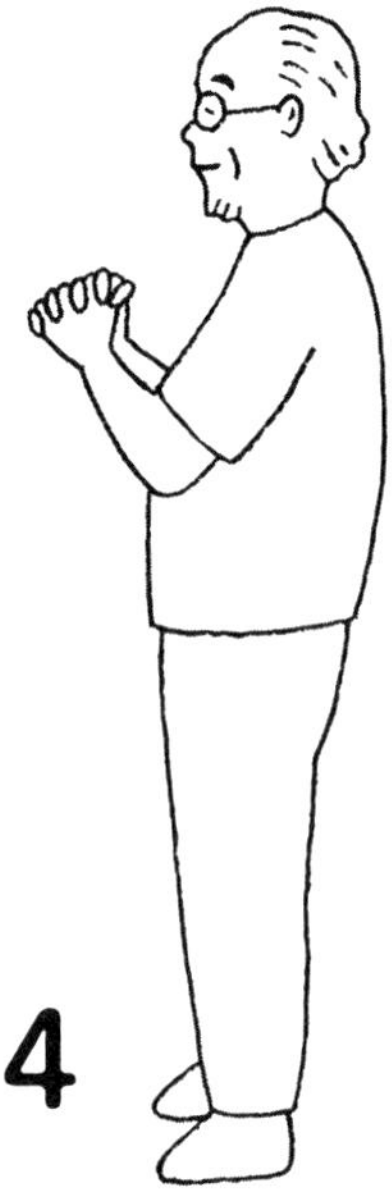

4

ゆっくりと1の状態に
戻ります。

同時に

5センチずつ上げるたびに、
骨盤底筋をゆるめる・締めるを交互に。
これで失禁予防と美脚・美尻効果が
期待できます。

同時に、骨盤底筋も鍛える

レベル4 鎌田式 スーパースクワット

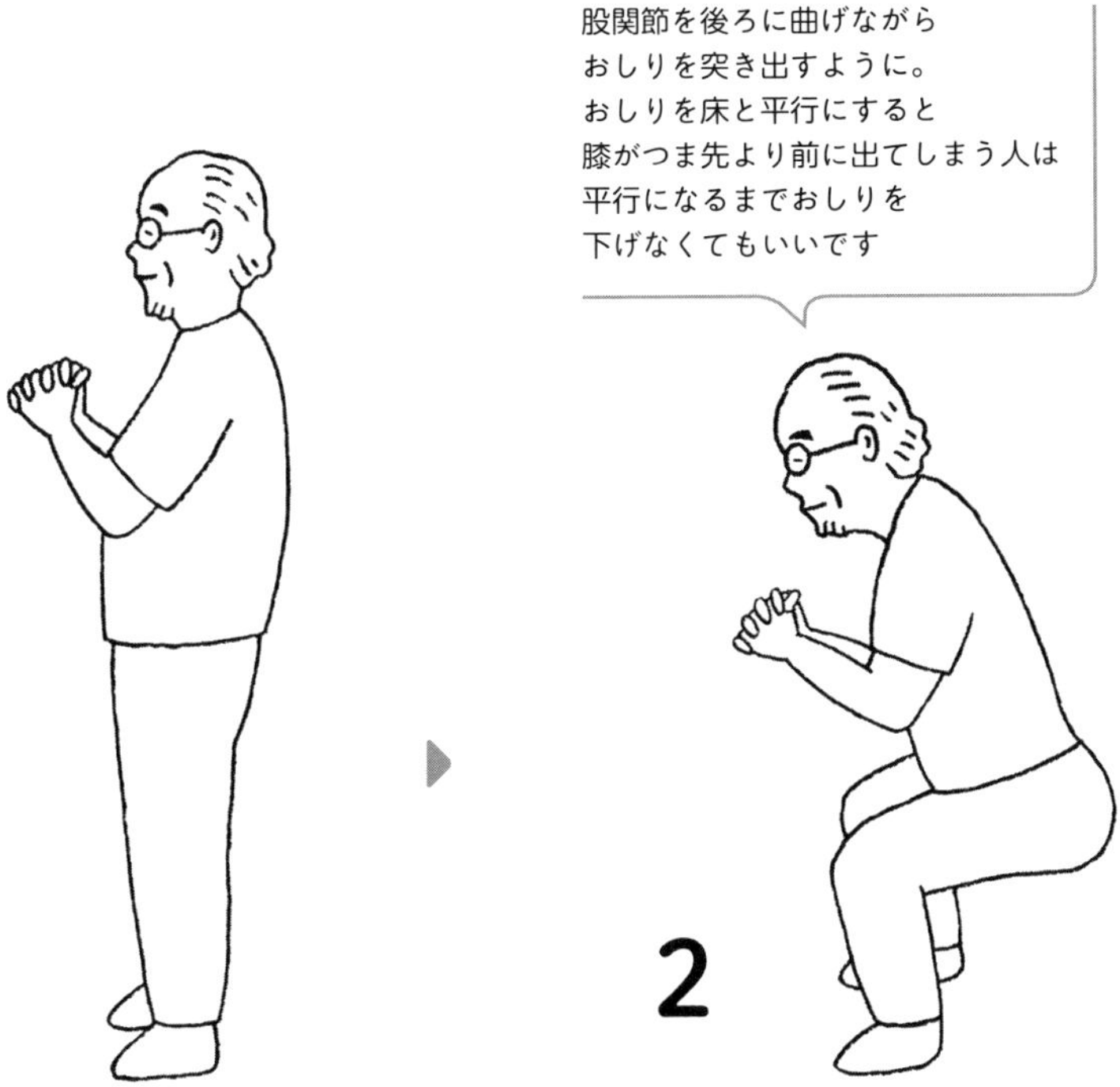
股関節を後ろに曲げながら
おしりを突き出すように。
おしりを床と平行にすると
膝がつま先より前に出てしまう人は
平行になるまでおしりを
下げなくてもいいです

1

両足を肩幅に広げて立ち、
手を胸の前で組みます

2

手を胸の前で組んだまま、膝がつま先より前に出ないぎりぎりまでおしりを床と平行になるまで下げます。このスクワットでは、つま先を少し外に開くと、楽になります。

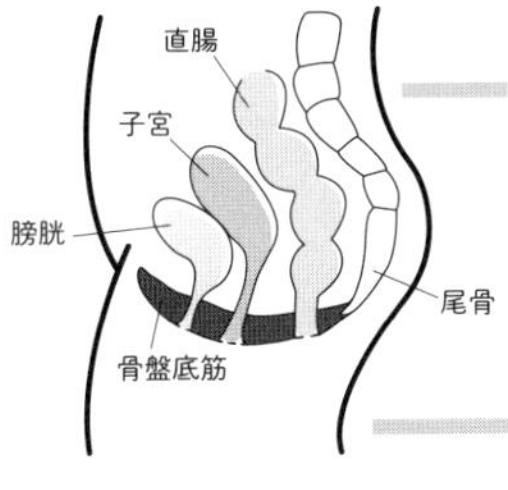
直腸
子宮
膀胱
尾骨
骨盤底筋

骨盤底筋とは

骨盤の底にある筋肉群で、膀胱、子宮、直腸を支えていると同時に尿、便が漏れないように閉めている。

同時に

骨盤底筋を５秒間締めます。
(肛門をおなかの方に引き込む感じ)

考案／西村かおる（NPO 法人日本コンチネンス協会会長）、鎌田實

体験談 スクワットを続けると、生活が楽しくなる

僕のまわりで、スクワットによって体のよい変化を体験した人の声を紹介します。

茶道を教えています。60代後半から、膝が痛くなって、正座がきつくなってきました。このままでは、大好きな茶道をあきらめなくてはいけない、と悲しんでいたところ、スクワットに出あい、毎日少しずつ続けるようにしました。体型の変化はありませんが、立ったり座ったりが、ぐんと楽になり、正座も長時間でなければ、できるようになりました。

(71歳、女性)

糖尿病で長く鎌田先生に治療を受けています。ウォーキングと食事療法を行ってきました。ヘモグロビンA1cが7.4でしたが、スクワットを毎日行ったところ、6.8と改善傾向が見られています。気持ちも明るくなりました。

(61歳、男性)

慢性心不全で治療を受けています。だんだんに動けなくなってきました。そこでイスにつかまっての簡単なスクワットを始めました。家の中を歩くのがとても楽になってきました。心不全があるため、歩くよりも軽いスクワットの方が自分に合っているように思います。生活が少し楽になりました。

(82歳、男性)

検診でメタボを指摘されました。ウォーキングとスクワット、かかと落としを始めると、体重が減り、血液データが改善し、体を動かすことが楽しくなりました。鬱々としていた気持ちも前向きになってきました。

(45歳、女性)

スクワット番外編

鎌田式スクワットを毎日しっかり行うようになって1年たった頃から、もう少し負荷をかけて鍛えたい気持ちが出てきました。ときどき行く近所のジムでトレーナーに指導をしてもらいながら「ワイド・スクワット」や「バーベル・スクワット」にチャレンジしています。健康維持のためだけならここまでする必要はないのですが、日々の「スクワット」や「かかと落とし」を積み重ねた結果、70歳の僕がここまでできるようになったという例です。若いトレーナーの言葉に耳を傾けて指導を受けることも、大切な時間になっています。

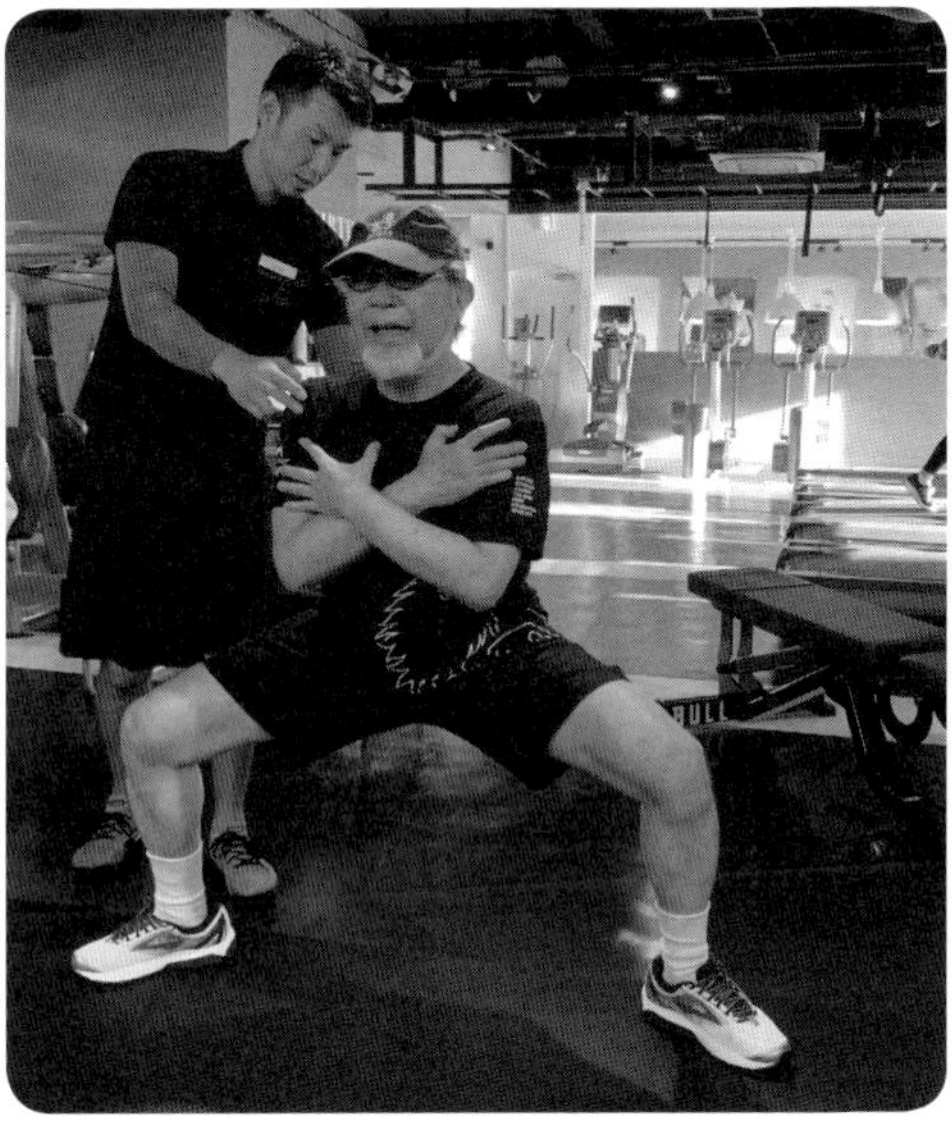

ワイド・スクワット

普通のスクワットよりも、足幅を左右とも10センチずつくらい広げて立ちます。つま先を150度くらいに開きます。両膝が内転しないように、膝を外側の後ろへ力を入れるように意識します。膝はつま先の方向に向いています。普通のスクワットと違って、腰が前に倒れないように、まっすぐに骨盤が立つことが大事です。まっすぐに沈みこみます。横についたトレーナーからは、腰が曲がらないように指導されています。太ももの内側の筋肉を特に強化します。脚が細くなる美脚のスクワットです。

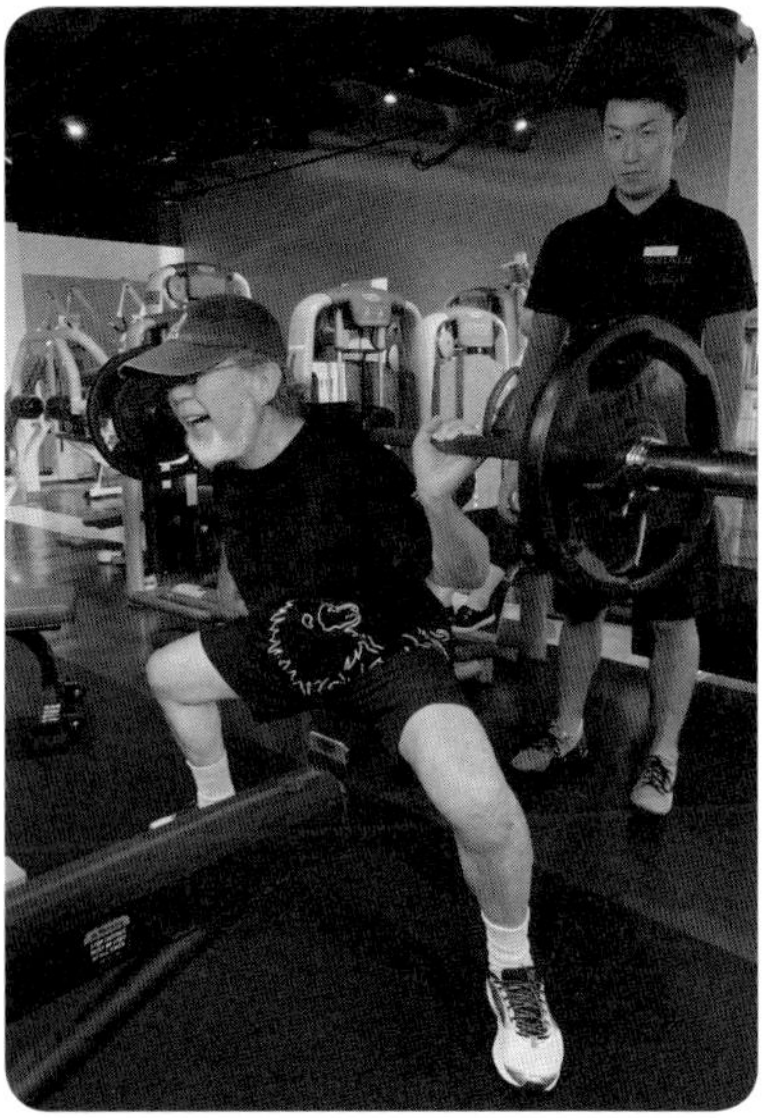

バーベル・スクワット

50キロのバーベルを持ってワイド・スクワットを行っているところです。もう少しストレッチをして骨盤が柔らかくなれば、腰をもう少し落とすこともできると思います。歯を食いしばってやっているところです。自分の変化に、自分でも驚いています。興味がある人は、まず鎌田式スーパースクワットができるようになってから、必ずトレーナーの指導のもとで行ってください。

骨密度１３０％をつくった「鎌田式かかと落とし」

何歳になっても元気に歩くためには、筋肉だけでなく、骨も大切。

僕の骨密度は１３０％もある。これは同年代に比べて相当高い数値といえる。

その秘訣は、約15年前から毎日続けている「かかと落とし」にある。

「かかと落とし」は、つま先立ちの状態からかかとをストンと落とす、重力を利用した運動。骨を再生する骨芽細胞に刺激を与えて強い骨をつくり、骨密度を上げる効果が期待できる。「かかと落とし」が骨粗鬆症予防に有効という論文が発表されたことをきっかけに、僕も健康づくりのために始めた。

10年ほど前からは、独自に考案した「鎌田式かかと落とし」を、全国で開催している講演や著書を通して、一般の方にも推奨してきた。

「かかと落とし」で「骨活」＆万病予防

僕は「かかと落とし」こそ、最強の「骨活」だと考えている。しかも簡単。スクワットに比べて超簡単で、誰でもらくらくとできる。これをしない手はない。いくつかその効果をご紹介しよう。

・骨粗鬆症予防

骨粗鬆症の原因は骨密度の低下。これを防ぐには、骨をつくる骨芽細胞を刺激する必要がある。

骨芽細胞は加齢によって減少するが、「かかと落とし」によって刺激を与えると、オステオカルシンという骨ホルモンが分泌され、骨を強化してくれる。

・転倒・骨折予防

年齢を重ねると、1センチくらいの段差や絨毯の端、敷居など、わずかな障害物にもつまずくようになる。特に高齢者は転倒すると、骨折して寝たきりの原因にもなってしまう。「平成30年版高齢社会白書」によると、介護が必要になる主な原因として、骨折・転倒が12・5％と高い。こんなことで、寝たきりになるのは悲しい。

つまずく原因は、筋力の低下にある。筋肉が衰えると、つま先が下がりやすくなり、転倒しやすくなってしまうのだ。この筋肉は日常生活ではあまり使われないために、特に弱っている人が多い。

「鎌田式かかと落とし」によって、ふくらはぎや前脛骨筋といった筋肉を強化すれば、転倒を防ぐことができる。「寝たきり」予防なのだ。

・高血圧、糖尿病、動脈硬化、脳梗塞、メタボの予防

「かかと落とし」には、血糖値や血圧を下げる効果もある。

先述したオステオカルシンには、膵臓に働きかけて血糖値を下げる働きもある。さらに、オステオカルシンはコレステロール値やメタボを改善し、動脈硬化を防いでくれるアディポネクチンという物質も分泌する。

超簡単な運動で、中高年を悩ませる高血圧や糖尿病、動脈硬化、脳梗塞、メタボといった、あらゆる病気の予防ができるのだ。

・認知症予防

毛細血管に血液が流れなくなる「ゴースト血管」。認知症や骨粗鬆症の原因となることの「ゴースト血管」も、「かかと落とし」によって防ぐことができる。

第二の心臓と言われる下肢の筋肉を刺激することで、全身の毛細血管に血液を循環させることができるからだ。かかと落としは「脳活」にも欠かせない。

・美肌効果

皮膚の下にある毛細血管の循環がよくなると皮膚が若返り、シミやタルミまで改善する可能性がある。「肌活」にもなるのだ。

・幸せに生きられる

健康長寿の目標は何か。長く幸せに生きられることが大事。「鎌田式かかと落とし」を、1から5まで声を出しながらリズミカルに行えば、セロトニンという幸せホルモンが分泌される。リズミカルな運動はセロトニンが分泌されやすくなるといわれている。

会社の休憩時間や移動時間、テレビを見ているときなどスキマ時間で行えば、毎日心穏やかに過ごすことができるのだ。

・人生にチャレンジングになる

「スクワット」と「かかと落とし」をすると、下半身全体の「筋活」ができて、テストステロンというチャレンジングなホルモンが分泌される。このホルモンが少し多く分泌されるようになると、ビジネスの成功や、人生の壁の突破に意欲的になる。

僕は駅やスキー場のリフトに向かうときなど、日常生活で階段を下りるさいにも、つねに「かかと落とし」を意識している。ふだんからトントントンッとリズミカルに下り、骨に刺激を与えていることも、骨密度130％という数値につながっているのだ。

さらに、骨を強化するために、カルシウムを摂取することも心がけている。桜エビやチーズ、イワシやシシャモ、シラスといったカルシウムが豊富に含まれる食品をよく食べる。中でも、シラスは特に好きで、野菜炒めや大根おろし、納豆にもかけるほどだ。

それから、カルシウムの腸での吸収を促進するビタミンDも忘れてはいけない。ビタミンDが豊富なカツオ、キクラゲ、干ししいたけといった食材もふだんからよく食べている。

これらの食材をとりながら、「かかと落とし」を続けることが、僕の健康につながっているのだ。

筋肉は20歳頃から、骨量は50歳頃から減少し始める。できれば早めに「かかと落とし」を始めて、少しでも長く健康で生きられる人が増えてほしい。特に女性は閉経を迎える頃から骨密度が急激に落ちるので、「かかと落とし」で対策を始めるといいだろう。

とはいえ、何歳からでも手遅れということはない。ぜひ、80歳からでもこの習慣を取り入れて、僕と一緒に生涯健康を目指そう。

基本の「かかと落とし」。必ずイスの背やテーブル、台所のシンクなどに手を添えて行います。シンプルだけれど、毎日、まめに続けていれば、骨芽細胞に刺激を与えて、骨密度のアップが期待できます。

1セット **10**回
×
1日 **3**セット

かかとを落とすと
頭や膝に衝撃を
感じる人は、
膝を少し曲げて
行いましょう

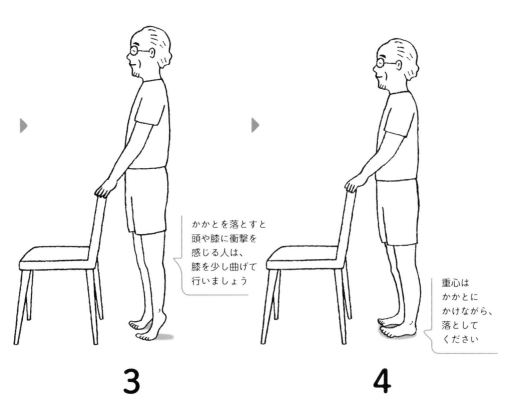

3

さらにかかとを上げ、
背すじをピンと伸ばします。

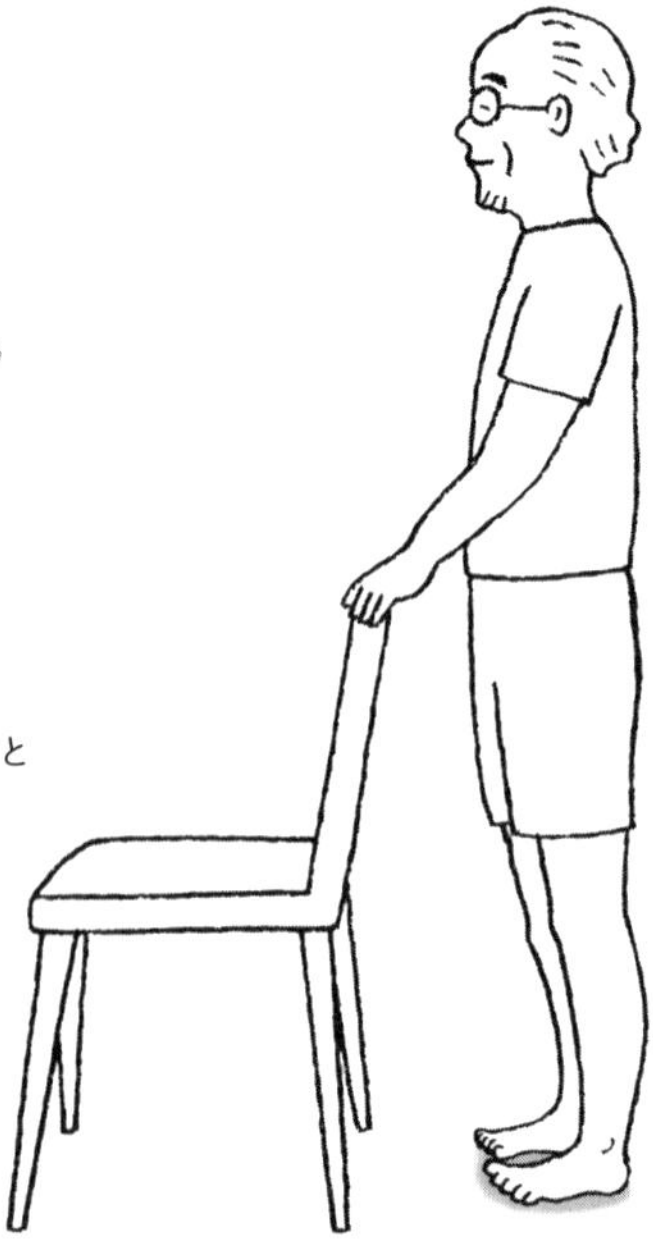
重心は
かかとに
かけながら、
落として
ください

4

かかとをストンと
床に落とします。

かかとに刺激を与えて骨密度アップ

レベル 1 かかと落とし

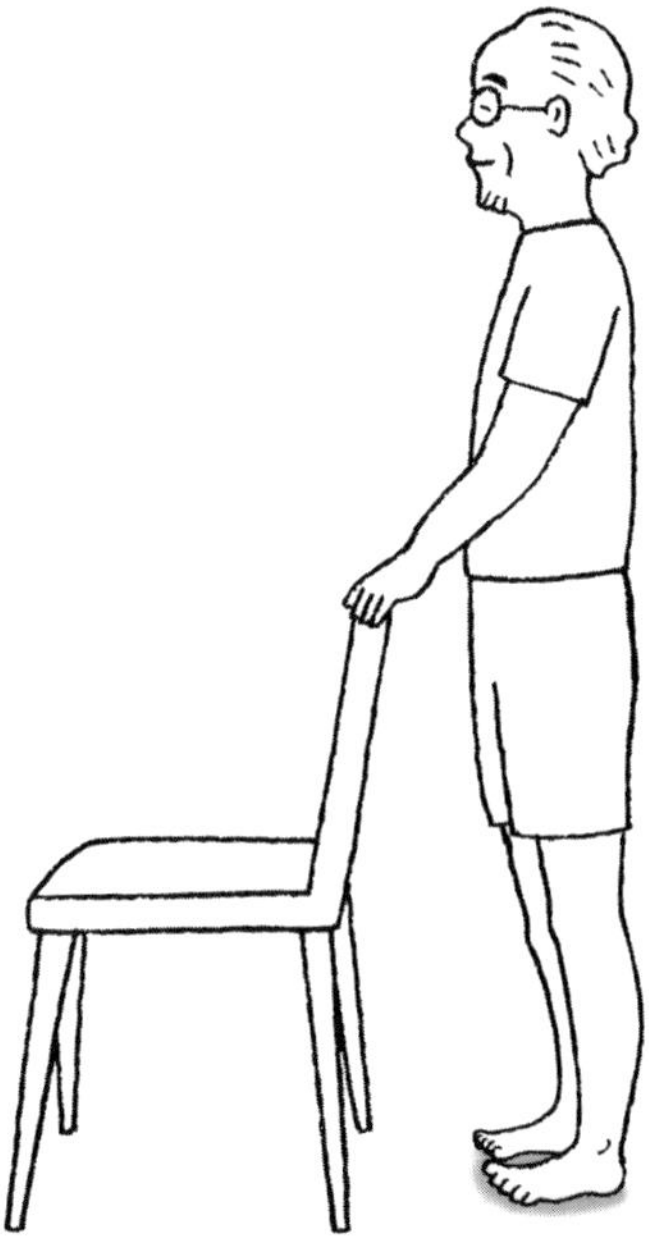
両脚を
肩幅ぐらいに
開きます

1

イスの背につかまり、
背すじを伸ばして立ちます。

腰痛の
ある人は、
腰を少し
曲げても
いいです
ふくらはぎの
筋肉が
硬くなって
います

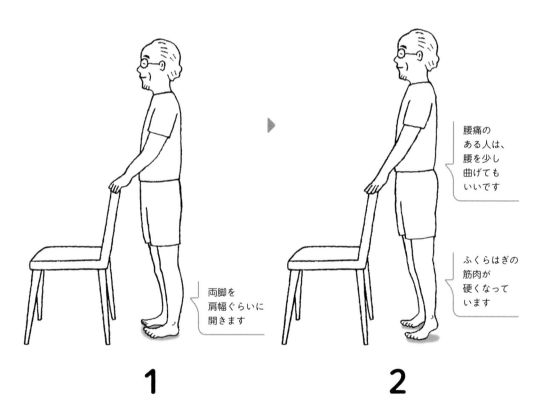

2

つま先立ちになり、
かかとを少し上げます。

※「かかと落とし」をするときは、裸足でも靴下をはいていても、
外であれば靴をはいていても大丈夫です。

レベル１に慣れてきた人はこちらを。基本の「かかと落とし」の前につま先を上げる動作を加えます。これが意外ときついけれど、脛の筋肉を鍛えるので、つまずきやすくなってきた人に、オススメ。

1セット　**10**回
×
1日　**3**セット

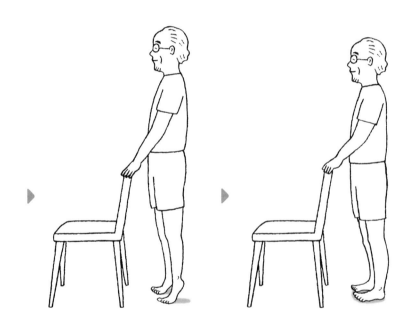

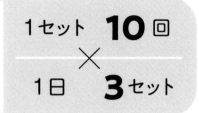

4

さらにかかとを上げ、
背すじをピンと伸ばします。
ふくらはぎの筋肉に
意識を向けます。

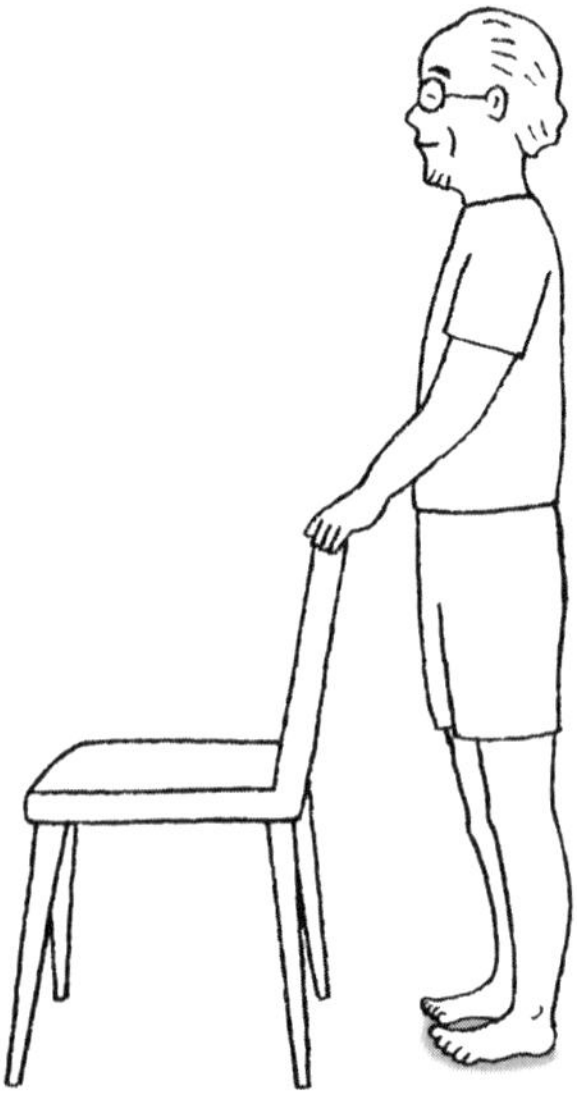

5

かかとをストンと
床に落とします。

骨と筋肉のための

レベル 2

鎌田式 かかと落とし

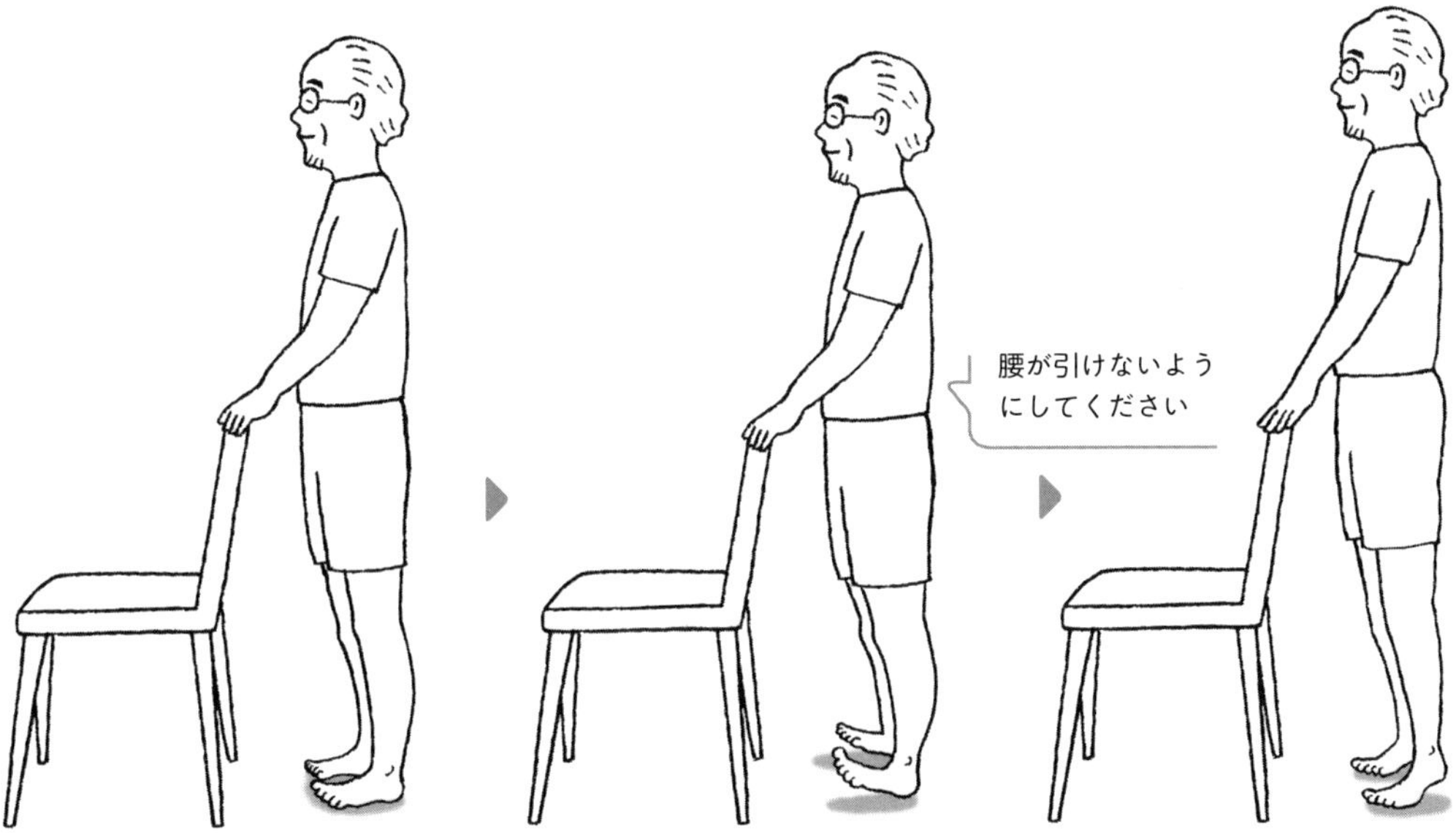
腰が引けないようにしてください

1

イスの背につかまり、背すじを伸ばして立ちます。

2

かかとをつけたまま、つま先をゆっくりと上げます。向こう脛の筋肉を強化しています。これが転倒予防になります。

3

つま先を下ろすと同時に、かかとを少し上げます。

駅までの移動や買い物に行くときなど日常の歩く時間に取り入れてほしい「速遅歩《はやおそ》き」

「スクワット」「かかと落とし」と並んでもうひとつ、僕が日課にしている運動がある。

「ウォーキング」だ。

僕は健康づくりの話をするとき、「健康長寿のためには1日8000歩を目標にしましょう」と話してきた。「歩く」ことは健康への第一歩だからだ。

多くの人は、家事や買い物、通勤など日常生活の中で、6000〜7000歩は歩いているが、これだけではあと1000歩、時間にするとあと10分ちょっと足りない。

そこで僕は毎朝、最低12分間の散歩を日課にすることにした。

「速遅歩き」で脂肪燃焼&筋肉強化

筋肉をつくるのに効果的な歩き方が「速遅歩き」だ。

まずは3分間、歩幅を広くして速歩きをし、その後3分間はゆっくりと遅歩き。そして、また次の3分間は速歩き、といった具合に、僕は強弱をつけながら歩いている。歩き慣れない人は1分ずつ交互でもいい。

10分も続ければ、体がぽっぽと熱くなってくる。スピードに抑揚をつけて歩くと、短時間でも効果的に有酸素運動ができ、心肺機能も強化される。「遅歩き」のときに息を整えることができるので、高齢者にとっても無理のないウォーキングなのだ。

「早歩き」の3分で、歩幅を広げる意識を持つともっと効果が出る。歩幅が広く、歩くスピードが速い人の方が認知症リスクが少ないというデータもある。

「速遅歩き」は信州大学の能勢《のせ》博特任教授が考案した「インターバル速歩」をベースにしている。「インターバル速歩」はゆっくり歩き3分、速歩き3分を1日30分、週4

日が目標だが、僕の「速遅歩き」は1日10分でもいい。高齢者や運動に慣れていない人も、ぜひ試してほしい。

速遅歩きは「ながら」でできる！

僕は、朝の散歩以外にも、病院内を移動するときや、駅から目的地に向かうときなど、スキマ時間で「速遅歩き」をしている。

1日30分ウォーキングをしようといわれると、ハードルが高くなるが、この「速遅歩き」は日常生活で簡単に行えるのもいいところだ。

散歩をする時間がない人は、家から駅まで歩く時間を「速遅歩き」に変えてみよう。たとえば、駅まで12分かかるのだったら、往復だけで24分間。2セットはできる。あとは、会社のお昼休みや、買い物に行くついでに6分間も歩けば、1日30分を簡単に達成できる。

時間に余裕があるときは、いつものバス停や電車の駅から、ひとつ先まで歩いてみるのもオススメだ。

「遅歩き」の3分間は、心が元気になる時間

僕は「遅歩き」のときには、意識して季節を感じ、景色を見るようにしている。街路樹の紅葉を見たり、心地良い風を感じたり、子どもたちが元気に走っている様子を見たり。呼吸を整えながらこうした風景を見ていると、心まで元気になれるのだ。

「あぁ、僕は今日も生きているんだな」

「遅歩き」の3分間は、毎日をイキイキと生きるうえでも大切な時間になっている。

「パタカラ体操」と「おでこ体操」で口の筋活「口活《くち》」を

丈夫な筋肉をつくるには、運動と同時に食事も大切。特に、良質な「たんぱく質」を積極的にとりたい。僕は毎食、まめにたんぱく質をとるようにしているのだが、中でも好物でよく食べるのが肉だ。運動した後や、仕事仲間との会食のときにおいしい肉料理を食べるのは僕の「生きる楽しみ」でもある。

ところが、年齢を重ねるにつれて、肉を食べなくなる人が多い。

原因は「口腔フレイル」だ。加齢によって口のまわりの筋肉が衰えると、噛む、飲むなどの食べる機能が低下する。だから、積極的に肉を食べたいとは思わなくなるのだ。肉をとらなくなるとたんぱく質が不足し、ますます筋肉が弱くなってしまう。これでは悪循環だ。

死ぬまで元気で好きなことをするためには「口活」もしておこう。口を鍛えておけば、肉はもちろん、好きな食べ物がいつでも、食べたいだけ食べられる。

さらに、高齢者の死因の上位を占める「誤嚥性肺炎」を防ぐこともできるのだ。

「パタカラ体操」と「おでこ体操」を日常に取り入れる

数年前、「口活」のためのエクササイズ「パタカラ体操」と「おでこ体操」に出あった。

体操といっても、「パタカラ体操」はただ「パ」「タ」「カ」「ラ」と口に出して言うだけの簡単なものなので、日々無理なく続けることができる。

パ行は「唇」の運動になるし、タ行は「舌」、カ行は「喉の奥」、ラ行は「口全体」を動かすトレーニングとして有効だ。

いつでもどこでもできるから、僕は気づいたときにひたすら「パ」「タ」「カ」「ラ」を繰り返している。病院での仕事の合間にやることもあるし、スクワットやかかと落とし、速遅歩きをしながらやることもある。口も一緒に動かせば、さらに有意義な運動時間になるというわけだ。「パタカラ」という言葉に意味はないけれど、なんだか響きがおもしろいよね。2〜3回でも口にすると、ちょっとした気分転換ができるから、僕はムッとしたときや、イライラしたときなんかにも実践している。

「おでこ体操」も、シンプルだ。おでこに手を当て、手は上に持ち上げるように力を入れ、おでこは、その力に抵抗するように下げようとする。それだけで、喉ぼとけのまわりの筋力が鍛えられ、誤嚥をおきにくくする。

おでこ体操をしながらパタカラ体操をするのが鎌田流。コグニサイズ™といってふたつの運動を合体すると認知症予防になる。

それから、おしゃべりやカラオケ、合唱なんかもオススメの「口活」だ。

毎日、楽しく口を動かして「口腔フレイル」を予防しよう。

パタカラ体操

日常的に口ずさんでいると、食べ物を飲み込む一連の動作を鍛えることができるばかりか、「発音がハッキリする」「入れ歯が安定する」「口の乾燥を防ぐ」「表情が豊かになる」など、うれしい効果がたくさんあります。回数の決まりはなく、気づいたときに、「パタカラ」と繰り返してください。時間があるときは「パピプペポ」「タチツテト」「カキクケコ」「ラリルレロ」と繰り返します。

パ　唇の筋力を鍛え、食べ物を口からこぼさないようにします。

タ　あごを動かす筋肉を使いながら、舌の筋肉も強化します。

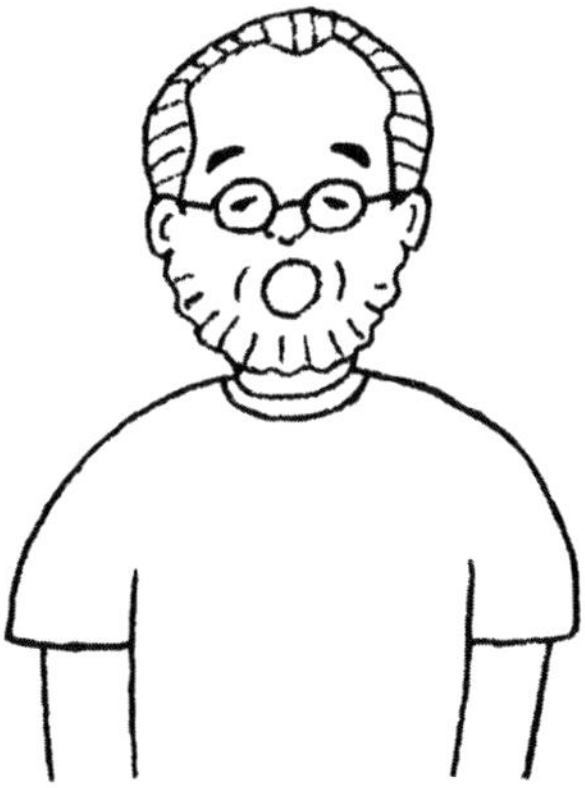

カ　喉の奥の筋肉を強化して、誤嚥を防ぐ効果があります。

ラ　口腔の筋肉全体のトレーニングになるので、食べ物を喉の奥へとスムーズに運ぶことができるようになります。

おでこ体操

1回 **5**秒 × **5**回
1日 **8**セット

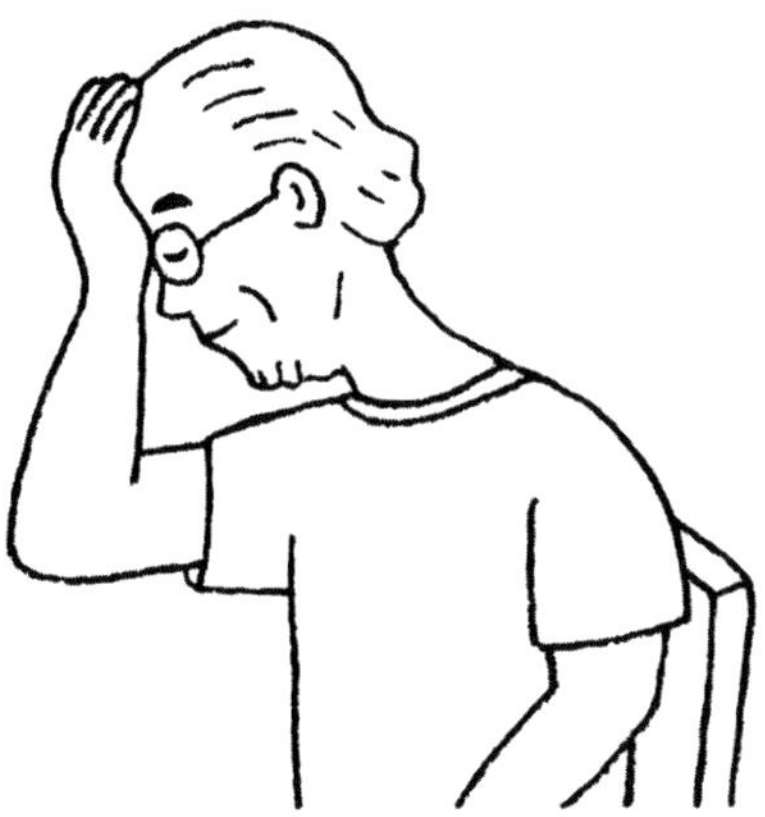

1　イスに座り、おでこに手のひらの下の方を当てます。

2　顔を下に向けようとし、手のひらはおでこを押し戻すように上げようとして力を加えた状態を5秒間保つ。

3　喉ぼとけに力を入れます。声帯の締まりがよくなると、誤嚥の防止になります。

※これは、鎌田流に実践している「パタカラ体操」と「おでこ体操」です。

意外と楽しいジム通い

3年くらい前から「スクワット」と「かかと落とし」に本格的に取り組み始めた僕は、自分の体の確かな変化を実感した。

ラーメンや丼物などの炭水化物を食べても、ディナーでフルコースを食べても、前ほど太らなくなったのだ。それどころか、どんどん体が引き締まってきた。

ウエストは9センチも減ってメタボが改善したし、体重も9キロ落とすことができた。これはすごい効果だ。

結果が出ると、快感ホルモンと呼ばれるドーパミンが出る。その快感に味を占め、僕はもっともっと筋肉をつけて、自分の体を変えたいと思うようになった。

慣れてきたら、少しずつ限界を上げていくことも大事。

1年半くらい前、講演旅行やイラク難民キャンプ訪問等が続いて運動不足になったときから、週に1回、ジムでも体を鍛えるようになった。

1時間、みっちりトレーニングをする。バーベルをかついでスクワット、ベンチプレスやレッグプレス、背筋を鍛えるデッドリフトなど、負荷をかけている。

すると、どうだろう。この1年半で、50キロのバーベルを持ち上げながらワイド・スクワットもできるほどに筋力がアップした。

見た目もかなり変わった。ぽっこりと出ていたおなかも引っ込んだ。今では、ぴったりしたTシャツなんかもオシャレに着こなせるようになって、学生時代の同級生には「みんなどんどんおなかが出てきたのに、鎌田は1年前に比べてまたスマートになったな」なんていわれている。

何歳になっても「コーチ」されるのって大事

体の変化を実感できると自分に自信がつき、またやる気が出てくる。

僕はどんなに忙しいときも、ほんのわずかな時間を見つけてはスクワットとかかと落としをするようにしているが、できないときはジムで帳尻を合わせている。自分の変化が見えてくると、うれしくなる。

70歳にもなると、人から指導を受ける機会はあまりなくなるが、ジムで若いトレーナーに気合いを入れてもらうのはとてもいい。誰かの言葉に耳を傾けるのは、ひとりよがりにならないための、とても大事な時間だと思っている。

死ぬまで好きなことをやろうよ

僕はこれまでに様々なケガをしてきた。

一番痛かったのは、半月板の損傷。膝にクッションがないから、ちょっと激しい運動をするだけでも激痛が走る。

おかげで、スキーと並んで趣味だったテニスは、あきらめざるを得なくなった。

でも、どうしてもスキーだけはあきらめたくない。

医師には無理をするなと言われているけれど、月に1回ヒアルロン酸を膝の関節内に注射してもらい、今もシーズン中は、ほぼ毎日スキーを楽しんでいる。

「93歳までスキーを続ける」という目標を達成するためにも、好きなものを食べながら生涯健康でい続けるためにも、やっぱり筋肉は大事。

ジムに通いやすい時代がやってきた

実は今、国も生活習慣病の予防を促進するため、ジムでの運動を推奨している。厚生労働省が「指定運動療法施設」に指定しているスポーツジムを利用すると、医療費控除の対象になることがあるのだ。

他にも、最近は会費が安いジムや、中高年専門のパーソナルトレーニングジムなんかも増えてきた。

中高年になって出かける場所が少なくなってきたら1度試してみるのもいい。ジムに出かけるだけでも運動になるし、外出の習慣もできる。僕のように汗をかく楽しさを知ったり、また違う喜びを知ることができるかもしれない。

第2章

たんぱく質が筋肉をつくる

食事も大切な筋活です

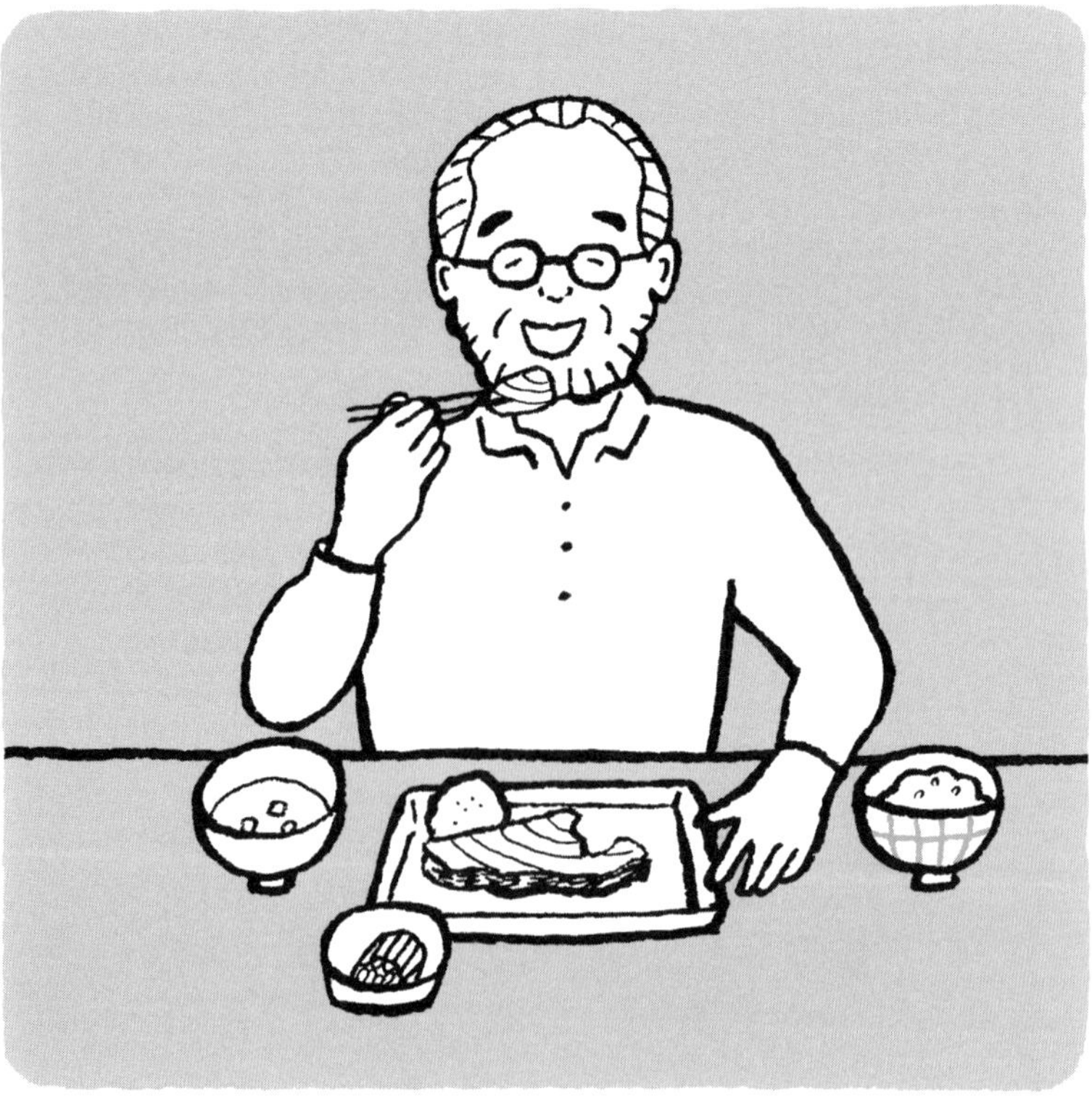

筋肉を鍛えて維持するのに、最も大切な栄養素はたんぱく質。
しかし日本人の食生活では、このたんぱく質が足りていない。
年齢を重ねてくると、
肉や魚を食べるのがおっくうになる人もいるかもしれないけれど、
手軽にたんぱく質がとれる食材はたくさんある。
毎食、少しずつとることも大切なので、
僕が好きでよく食べているものを、紹介しよう。

筋肉をつくる栄養素は「たんぱく質」。「たん活」で若々しい体をつくろう

筋肉をつくる二大要素は「運動」と「たんぱく質」。たんぱく質は、血管の壁や骨、筋肉など、僕たちの体をつくる大切な栄養素だ。

実は、いくら運動をしていても、たんぱく質が足りていないと筋肉はやせ細ってしまう。だから僕は、スクワットやかかと落としをやりながら、ふだんの食事からたんぱく質をたくさんとることも心がけている。

死ぬまでやりたいことをやり続けるためには、たんぱく質をじゅうぶんにとる生活「たん活」をしよう！

日本人はたんぱく質が足りていない

1日に必要なたんぱく質の量は、成人男性で50グラム、成人女性で40グラム。筋肉が衰えていく高齢者は、60グラムを目標にした方がいいと言われている。しかし、これは現状を維持するために必要な量。筋肉を増やすためには、もっともっととった方がいい。体重1キロあたり1・5グラムとるのが望ましいので、体重60キロの人だったら、1日に90グラムもとる必要があるのだ。

しかし、たんぱく質は200グラムのステーキを食べても50グラム程度しかとれない。肉200グラムを食べられる高齢者は少ない。ふだんの食事では炭水化物が多くなりがちな日本人は、圧倒的にたんぱく質が不足しているのだ。

「たん活」は、多種の食品を3食バランスよく

僕の「たん活」のポイントは、肉だけではなく、多くの食品からバランスよくとること。魚や乳製品、卵、豆類などから「こまめに」たんぱく質をとっている。というのも、たんぱく質は体内に貯められる量が少ないという特徴がある。1食でまとめてとっても、貯められない分は尿として排出されるか、ときには脂肪に変わってしまう。

だからこそ、3食からバランスよく、たんぱく質をとることが大切。

僕は朝食では牛乳やヨーグルト、チーズ、昼食では肉や魚、卵、夕食では魚や高野豆腐(粉豆腐)、ゆで卵をウーロン茶に漬けるだけの味つけ卵などからたんぱく質を摂取するようにしている。

73ページの魚缶レシピや、78〜81ページの「粉豆腐」レシピは、男の一人暮らしでも簡単にとりやすい、オススメの高たんぱくメニューだ。

運動後30分のゴールデンタイムがチャンス

3食以外で筋肉をつくるために意識しておきたいのが、運動後30分の「ゴールデンタイム」だ。僕もここでは、必ずたんぱく質をとるようにしている。この時間帯に摂取すれば、効率よく筋肉を増強することができるからだ。

ジムに行った後は牛乳やプロテインを飲んだり、肉や味つけ卵を必ず食べる。体重を減らしたいときには、高たんぱくで低脂肪の馬肉や鶏肉が強い味方になってくれる。

スクワットやかかと落とし、ウォーキングなどで運動をした後は、筋肉を増強させるチャンス! 筋肉に負荷がかかっているときこそ、「たん活」が有効なのだ。

たんぱく質を
手軽にとるための
魚缶メニュー

こまめに買い物に行けないときの強い味方になるのが、買い置きできる魚缶。安価で栄養の宝庫です。中骨まで柔らかく食べることができ、たんぱく質、カルシウム、良質の油が豊富。脳を活性化してくれるオメガ3脂肪酸のDHA、EPAもとれます。

サバ缶を汁ごと加えて、
だしいらず
サバ缶みそ汁

エネルギー
233kcal
たんぱく質
28.3グラム

材料（2人分）
- サバ缶……1缶
- 大根……80グラム
- にんじん……30グラム
- ねぎ……1/2本
- 水……400cc
- みそ……大さじ1

つくり方
いちょう切りの大根、にんじんを煮、サバ缶を汁ごと加える。みそで味付けし、刻みねぎを添える。

シンプルで
しみじみおいしい
茎わかめとイワシ缶のサッと炒め

エネルギー
145kcal
たんぱく質
11.5グラム

材料（2人分）
- 茎わかめ……200グラム
- イワシの醤油煮缶……1缶
- ごま油……大さじ1
- 醤油……小さじ1

つくり方
①茎わかめ（塩蔵の場合は塩抜きをして）を好みの長さに切り、油で炒める。
②イワシ缶を汁ごと加え、風味づけに醤油をまわしかける。

火を使わずにできる
かんたんサンマ蒲焼缶ちらし寿司

エネルギー
409kcal
たんぱく質
14.3グラム

材料（2人分）
- ご飯……2杯分
- 甘酢生姜……30グラム
- サンマ蒲焼缶……1缶
- きゅうり……1本
- 白ごま……大さじ1
- 大葉、みょうが、きざみのり……適量

つくり方
①きゅうりを薄切りし、塩少々をまぶしてしんなりさせたら水洗いして絞る。
②ご飯に刻んだ甘酢生姜、①、粗くほぐしたサンマ缶、白ごまを混ぜる。
③刻んだ大葉、みょうが、のりを散らす。

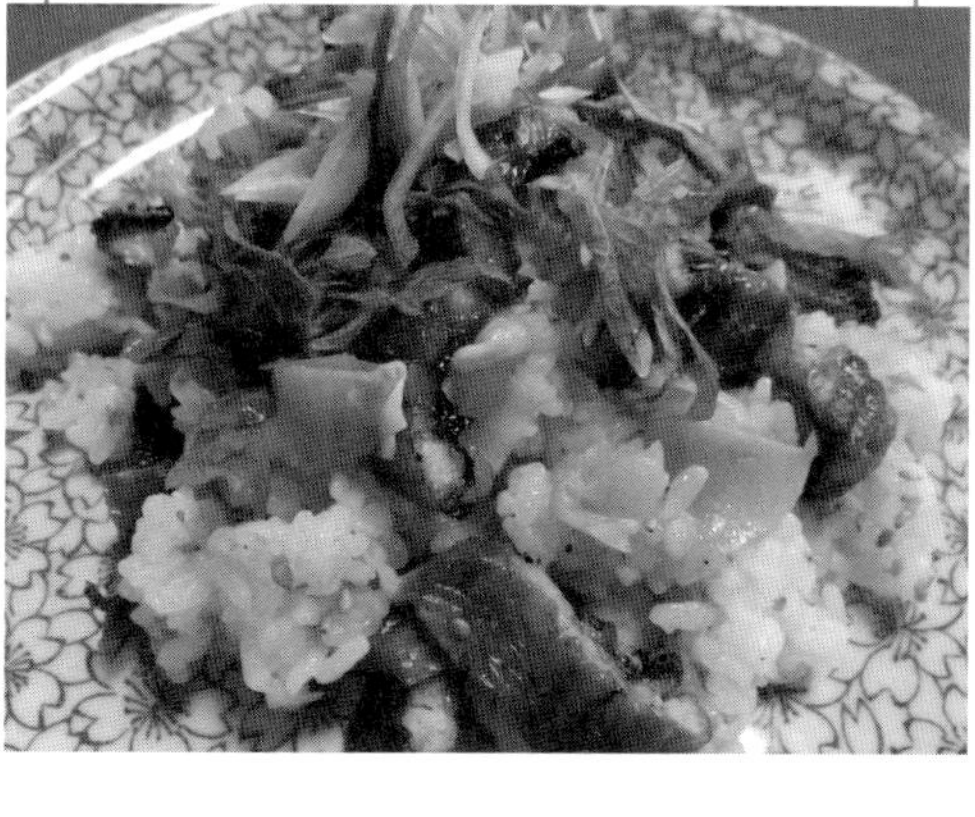

※栄養価は1人分で計算しています。

長野県民の長寿の秘訣！僕が最も注目する夢の食材「粉豆腐」

今、スーパーで売り切れの店舗が続出するなど、「スーパーフード」として話題を呼んでいる食材があるのをご存知だろうか？「粉豆腐」だ。『主治医が見つかる診療所』（テレビ東京系列）や『名医のＴＨＥ太鼓判！』（ＴＢＳ系列）といったテレビ番組で僕が紹介したこともあり、全国的なブームとなっている。

僕は諏訪中央病院の医師として40年以上地域医療に携わり、長野県を日本一の長寿県にする活動の一端を担ってきたが、実は、長野県民の長寿の秘訣のひとつがこの「粉豆腐」だ。「粉豆腐」は、高野豆腐を砕いて粉状にしたもので、高野豆腐の生産量日本一を誇る長野県では、古くからソウルフードとして親しまれてきた。

もちろん、僕も日常的に食べていたのだが、「粉豆腐」に含まれる成分を調べてみたところ、驚くべきことがわかった。

「粉豆腐」こそ、健康長寿に欠かせない「夢の食材」だったのだ。

コレステロール、中性脂肪、血糖値を下げる

筋肉のためには「たんぱく質」が必須だと先述したが、「粉豆腐」はたんぱく質の塊。中でも僕は「レジスタントタンパク」が豊富に含まれていることに着目した。

「レジスタントタンパク」は、腸内でコレステロールと結合するが、小腸に吸収されにくい特徴を持つ。つまり、体内で吸収されることなく、コレステロールを体外に排出してくれるということ。

摂取するだけで、コレステロール値を下げることができるのだ。

さらに、中性脂肪や血糖値を下げる効果があることもわかった。それを証明する驚きのデータも出ている。

『名医のＴＨＥ太鼓判！』（２０１８年10月22日放送）で、気象予報士の森朗さんが食事前に高野豆腐を１日１枚食べる生活を続けたところ、食後の血糖値を１５２～１７０から正常値の１２２～１２７にまで下げることに成功した。

また、同番組（２０１９年１月21日放送）で「粉豆腐」を１日１食、２週間とり続けた泉谷しげるさんは、中性脂肪が１８２から１５８まで下がった。あいだにお正月を挟んだため、お肉などのごちそうをたっぷり食べたそうだが、それでもじゅうぶんな効果が得られた。

これだけでも、「粉豆腐」が健康づくりに欠かせない食材であることがわかるが、僕が推奨する理由はそれだけではない。

「粉豆腐」を食べれば、日本の食事で不足しがちな「亜鉛」も補うことができるのだ。亜鉛は細胞の若返りに必要な物質。亜鉛の代名詞的食材といえば生牡蠣だが、シーズン以外に摂取するのは難しい。その点、「粉豆腐」は１年中、しかも安価で手に入るのも魅力だ。

さらに、カルシウムや鉄分も含まれるため、骨の強化や貧血予防にも役立つ。糖尿病や動脈硬化を防ぐだけでなく、不足しがちな栄養素も補ってくれる。

どんな料理にも合い、レシピの幅が広がる

「粉豆腐」は味にクセがないので、和洋中どんな料理にも合う。

カレーやみそ汁、鍋といった汁物に入れるだけでもいいし、炒め物やサラダにそのままかけてもいい。お好み焼きやハンバーグをつくるときに小麦粉やパン粉のかわりに使えば、糖質を大幅にカットすることができる。粉豆腐のお好み焼きはうまい！

応用範囲が広いため、ふだんの食事に取り入れやすいことも特徴だ。

そのうえ、高野豆腐は噛み応えがあって肉のような食感も楽しめるし、満腹感も得られる。ダイエット中の女性にもオススメの食材なのだ。

僕が実際に食べているレシピを紹介するので、ぜひ一度試してみてほしい。

「粉豆腐」が手に入らない場合は、高野豆腐を砕いたもので代用しよう。

さつま芋とキャベツのサラダ

エネルギー 225kcal
たんぱく質 5.6グラム
※1人分（1/5量）で計算

粉豆腐を牛乳でふやかしているので、コクがあり、さつまいもに合います。

材料（つくりやすい分量）
・さつまいも……1本
・キャベツ……葉2枚（100グラム）
・粉豆腐……大さじ3
・牛乳…………大さじ3
・塩、こしょう……少量
・マヨネーズ……大さじ2

つくり方
①粉豆腐に牛乳を加えてしっとりさせる。

②皮をむいたさつまいもをゆでて、ゆで汁を捨てたら①を加えて再度火にかけ、余分な水分をとばしながら混ぜつぶす。

③ざく切りキャベツをレンジで1分加熱し、水分をきって②に加え、塩、こしょう、マヨネーズで和える。

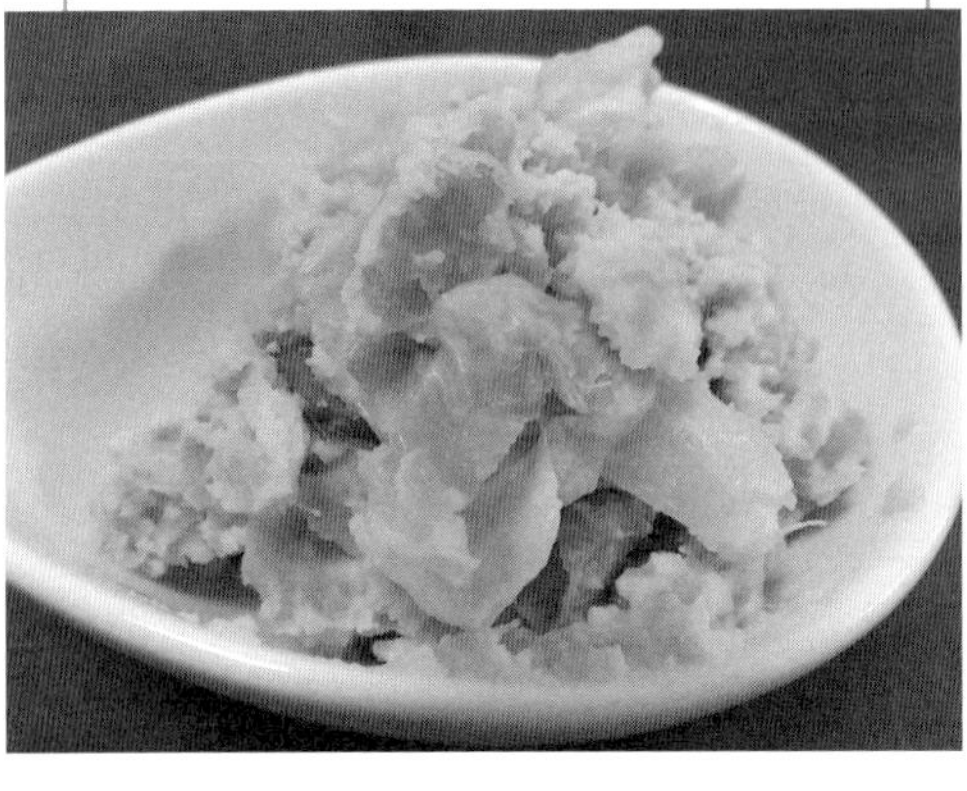

きりたんぽ汁

エネルギー 433kcal
たんぱく質 17.4グラム
※1人分で計算

きりたんぽを濃い塩水で丸めることで、汁に入れても形がくずれにくくなります。

材料（2～3人分）
・ご飯……2膳分（約300グラム）
・粉豆腐……大さじ2
・水……大さじ2
・片栗粉……大さじ2
・鶏肉、大根、にんじん、しめじ、ねぎ

つくり方
①鍋に肉、野菜を入れて醤油味で汁をつくる。

②きりたんぽをつくる
粉豆腐に水を加えしっとりさせる。ボウルにご飯、粉豆腐、片栗粉を入れて捏ねる。濃い目の塩水を用意し、手につけながら3センチ大の団子に丸める。

③②を①の汁に入れ煮えたらできあがり。

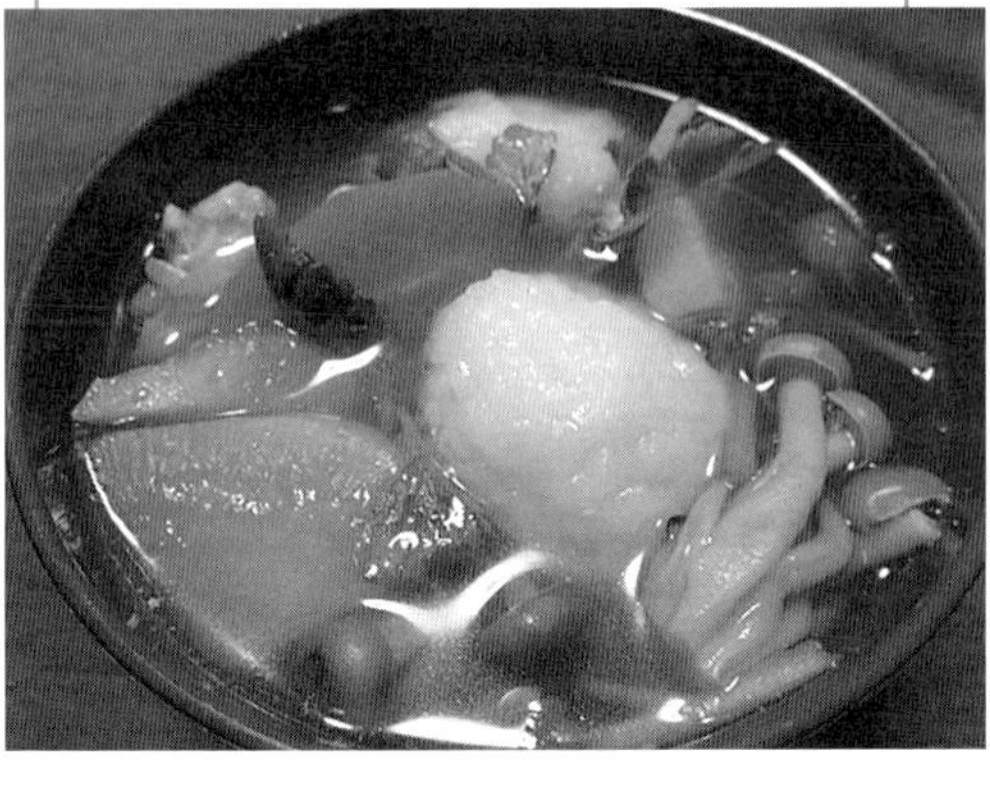

ふだんの料理に「粉豆腐」を手軽に取り入れる簡単メニュー

「粉豆腐」は高野豆腐を粉末にしたものですから、戻す手間いらずに使えるのが利点。料理の際、調味料のように手元に常備してあると、何にでも加えて手軽にたんぱく質を補給できます。離乳食や、摂食・嚥下困難な方への介護食にも活用できます。

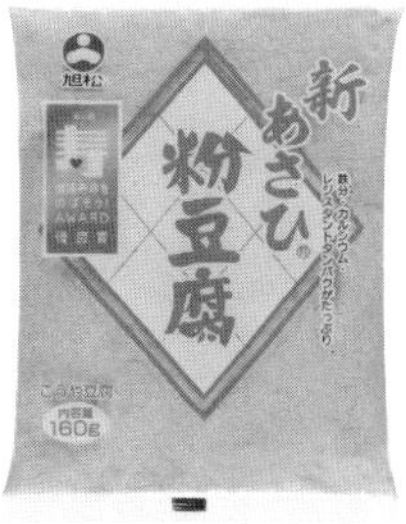

独自製法により、一般的な高野豆腐よりもナトリウムが95％少なく、カリウムを多く含む。

粉豆腐は、スーパーで取り扱っているところが増えてきている。
上は「新あさひ粉豆腐」160 グラム
問い合わせ／旭松食品　お客様相談室
TEL 0120-306-020
(9：00～17：00、土・日・祝日を除く)

粉豆腐卵みそ

つくりおきできる常備菜。

エネルギー
159kcal
たんぱく質
10.5 グラム

※1人分（70 グラム）で計算

材料（かんたんにつくれる分量）

・粉豆腐……大さじ２
・水……大さじ２
・卵……２個
・みそ……大さじ２
・砂糖……大さじ２
・みりん……大さじ１

つくり方

① 粉豆腐に水を加え、しっとりさせる。

②フライパンに材料を入れよく混ぜてから、弱火でゆっくり火が通るようにかき混ぜる。火が通ってとろりとしたら、できあがり。あっという間にできて、おいしい。

粉豆腐入り肉じゃが

エネルギー 395kcal
たんぱく質 21.5 グラム

※1人分で計算

すりごまと粉豆腐が入るので、汁もとろりとし、薄味でも満足感があります。

材料（2～3人分）

・豚肉……150 グラム
・水……300cc
・じゃがいも……2個
・和風だし……小さじ1
・にんじん……1/2本
・玉ねぎ……1/2個
・みりん……大さじ1
・砂糖……大さじ1
・醤油……大さじ2
・糸こんにゃく……100 グラム
・いんげん……3～4本
・白すりごま……大さじ2
・粉豆腐……大さじ2
・好みでごま油……小さじ1

つくり方

①豚肉、野菜、糸こんにゃくは好みの大きさに切り、いんげん、ごま、粉豆腐以外の材料を鍋に入れて煮る。
②いんげん、ごま、粉豆腐を加えひと煮立ちさせる。

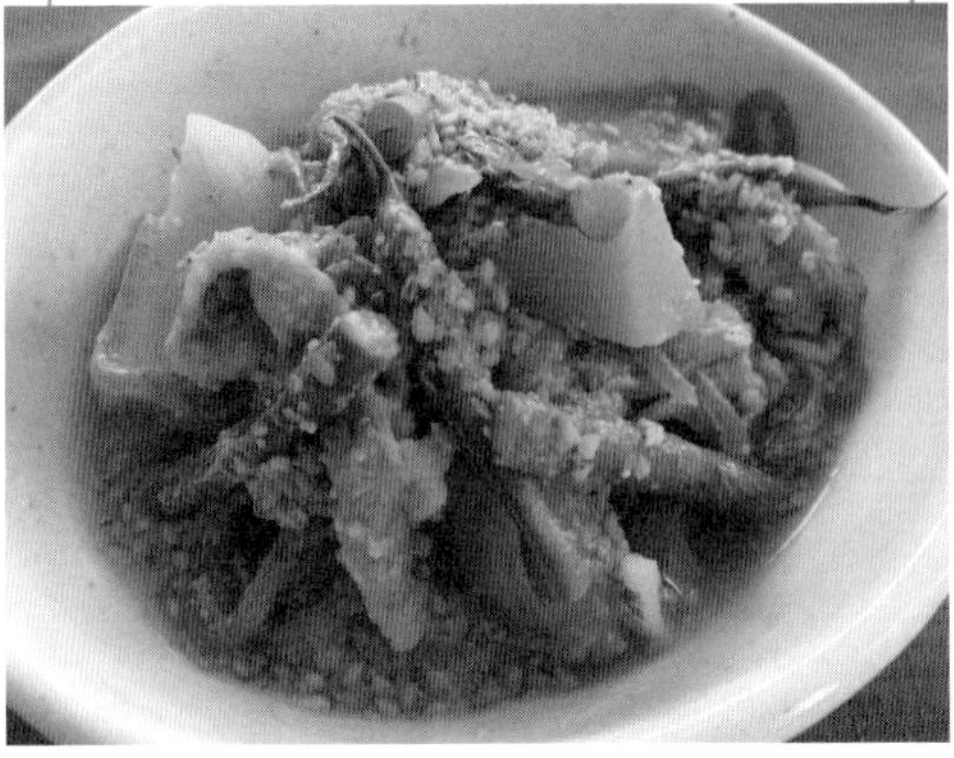

粉豆腐の炒り煮

エネルギー 167kcal
たんぱく質 12.5 グラム

※1人分（全体の1/10量）で計算

野菜から出る旨みで味わい深い。粉豆腐がたくさん食べられます。

材料（つくりやすい分量）

・小松菜……1束
・粉豆腐……1袋（160 グラム）
・油……大さじ2
・にんじん……1/2本
・水……2カップ（400cc）
・しいたけ……3枚
・和風だし　……小さじ1
・ちくわ……1本
・卵……2個
・砂糖……大さじ3
・酒……大さじ2
・醤油……大さじ3
・めんつゆ……大さじ3

つくり方

①小松菜は2センチ、その他の材料は薄切りにする。
②油で材料を炒め、水、だしを加える。調味料を入れ、粉豆腐を加えて火を通し、最後に溶き卵をまわし入れる。

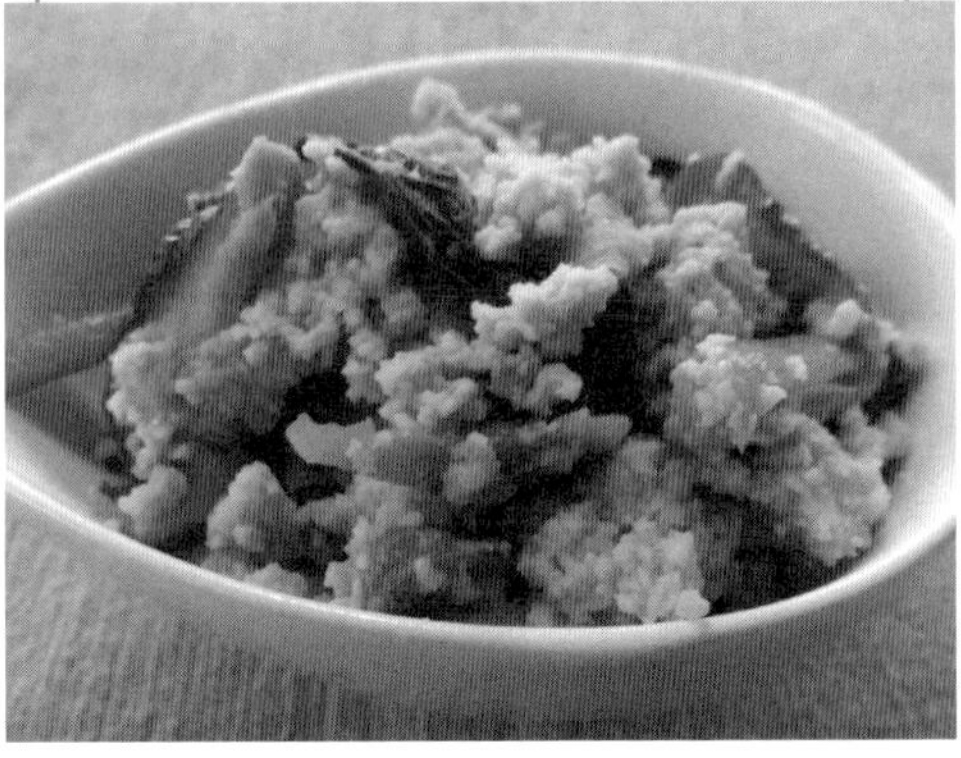

ふだんの料理に「粉豆腐」を手軽に取り入れる簡単メニュー

雑穀ご飯

エネルギー
337kcal
たんぱく質
9.1 グラム

※1人分（ご飯160グラム）で計算

おにぎりにしてもおいしい。ご飯が冷めると、粉豆腐の風味が旨みとして残ります。

材料
・米……2合
・五穀米……30グラム
・もち麦……大さじ1
・粉豆腐……大さじ2
・水……炊飯器2合分＋大さじ3

つくり方
①炊飯器にすべての材料を入れ、炊き上げる。
＊梅干しを入れておにぎりにし、大葉、のりを巻くとさらにおいしい。

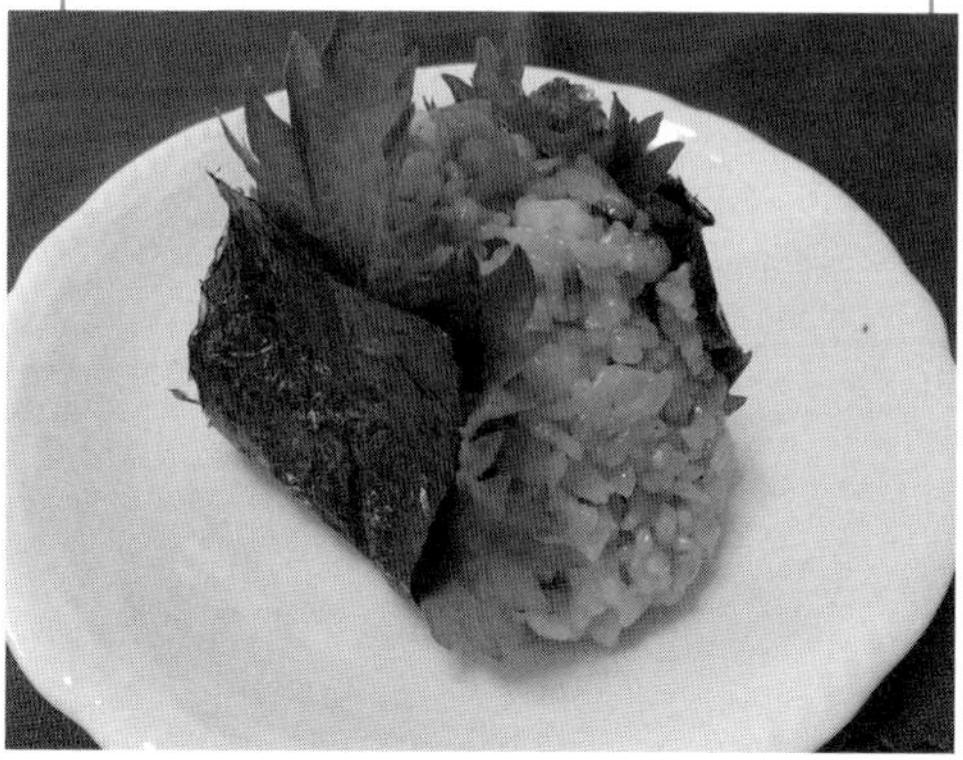

粉豆腐グラノーラ

エネルギー
314kcal
たんぱく質
11.9 グラム

※1人分（50グラム）で計算

牛乳やヨーグルトを加えれば、朝食にもぴったりです。

材料（つくりやすい分量）
・粉豆腐……1カップ
・オートミール……1カップ
・コーンフレーク……1カップ
・くるみ……70グラム
・アーモンド……70グラム
・オリーブ油……大さじ4
・メープルシロップ……大さじ4
・塩……ひとつまみ

つくり方
①くるみ、アーモンドはビニール袋に入れ、麺棒で粗く砕く。
②材料を全部混ぜ、オーブンシートを敷いた鉄板に広げて160℃のオーブンで20分焼き冷ます。
(途中で一度混ぜ、均等に焼く)

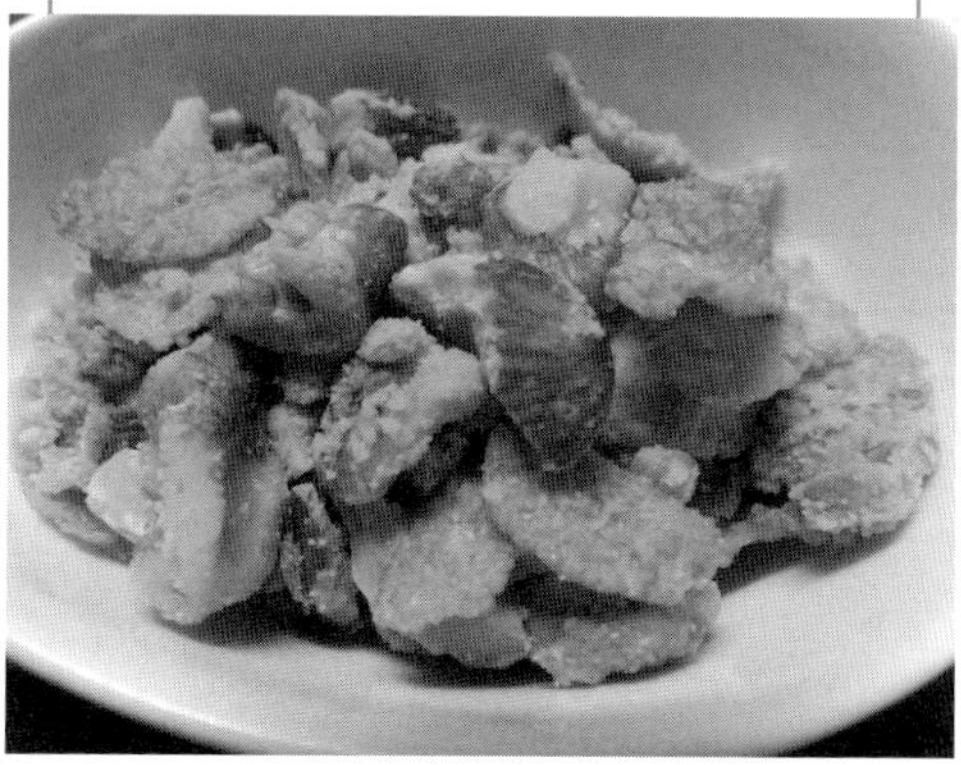

1日350グラムとりたい野菜は、「ジュース」+「みそ汁」で量を稼ごう

僕の朝は1杯の「野菜ジュース」から始まる。

ほうれんそうや小松菜、ピーマン、キャベツなど、その日家にある野菜を入れてミキサーにかける。バナナやリンゴなどの果物を入れて少し甘くすることもあるし、ときには海藻やモロヘイヤなどのヌルヌルした食材だって一緒に入れてしまう。

それから、たんぱく質をとるために、牛乳や豆乳、ヨーグルトのどれかは必ず入れる。牛乳は、血糖値の上昇をゆるやかにしてくれる、という点でもいい。

どんなものを入れてもおいしく飲めるのが、野菜ジュースのいいところだ。

出張などで自分でつくるのが難しいときも、コンビニで市販品を買って必ず飲む。

それくらい、僕にとって野菜ジュースは欠かせないものなのだ。

効率的に、たくさん野菜をとるには「野菜ジュース」

僕がどうしてそんなに野菜ジュースにこだわるのかというと、これほど効率的に、しかもたくさんの野菜をとれるメニューはないからだ。

厚生労働省が推奨している成人の1日の野菜摂取目標量は350グラム。だけど、ふだんの食事でこれだけの量をとるのは結構難しい。都道府県別に見ても、350グラムを超えているのは長野県しかない。

ところが、野菜ジュースはたった1杯で、約220グラムもの野菜をとれる。朝1杯飲んでおけば、あとはサラダや煮物を少し食べるだけで、1日に必要な量をまかなえるのだ。

野菜の「抗酸化」パワーであらゆる病気を防ぐ

人生最後の日まで好きなことをして生きるには、全身に血液を送る「血管」の存在も無視できない。

血管が老化すると、脳卒中や心筋梗塞などを引きおこす。日本人の死因上位10のうち、実に4つが血管に関係する病気なのだ。

筋肉を鍛えるのももちろんだけれど、健康長寿のためには、こうした病気を防ぐことも意識しておきたい。


では、どうすればいいのか？

僕が行き着いた結論が「野菜をとること」だった。

血管の老化の原因のひとつは酸化。酸素を吸えば、酸化がおこり、血管がさびる。この酸化を防いでくれるのが、野菜なのだ。

にんじんやブロッコリー、かぼちゃなどに含まれる黄色や緑色のβカロテンや、トマトに含まれる赤いリコピン。これらの色素には「抗酸化」パワーがある。

この力を借りれば、多くの日本人を悩ませるがんや動脈硬化、認知症の原因となる慢性炎症を防ぐことができるのだ。

さらに、野菜に含まれるカリウムは、血圧を上げるナトリウムの体内への吸収を抑制してくれる。血圧が高い人も、どんどん野菜をとるといいだろう。

野菜たっぷり&減塩までできる「具だくさんみそ汁」のススメ

野菜をたっぷりとれるオススメのメニューをもうひとつ、紹介しておこう。

僕は具だくさんのみそ汁を飲んでいる。

具はその日によってさまざまだけれど、ごぼう、葉物野菜、きのこ、こんにゃくなんかを入れることが多い。野菜たっぷりで豚肉の入っていない豚汁をイメージしてもらうとわかりやすいかもしれない。


具だくさんみそ汁は、野菜がたっぷりとれることに加え、減塩もできる。みそは普通の量でも、飲む汁の量が減るから、自然と塩分摂取量が減るのだ。

長野県でも具だくさんみそ汁を実践したところ、がんの死亡率が顕著に下がり、動脈硬化の患者数も減少した。

野菜をたっぷりとれて、満足感があって、減塩までできる。

いいことずくめの具だくさんみそ汁を、ぜひ習慣にしよう。

第3章

体が整ったら、心の筋活

人生最後の日まで
ピンピン生きるために

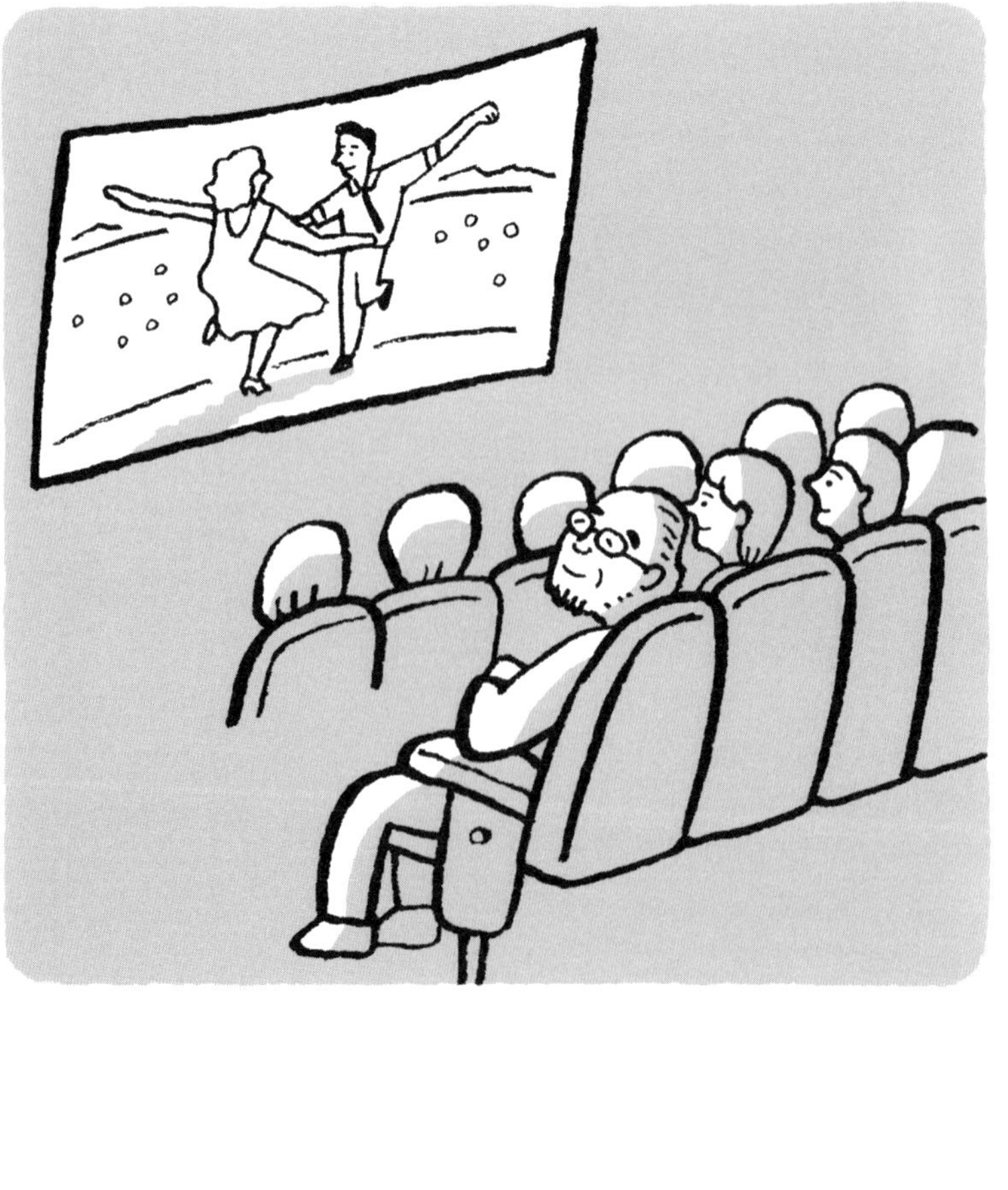

体を動かし、栄養たっぷりの食事を心がけたら、
心に目を向けてみよう。

誰にでもストレスや不安はあるけれど、
運動をすれば、ストレスが汗とともに流れていく。
心がリセットされて元気になったら、楽しみたいこと、
挑戦したいことが見つかって、外出が増えていく。
好きなことを思いっきり楽しみたいから、
体のメンテナンスが苦にならない。
こんなふうに、よいサイクルがまわり始めたら、しめたものだ。

ストレスとうまくつきあう

現代社会はストレス社会。会社に勤めていれば、数字や結果を求められるし、意に沿わない仕事を引き受けなければいけないこともある。取引先との関係や、職場の人間関係に悩まされることもあるだろう。

仕事をしていなくても、ご近所トラブルや親戚間の争いに巻き込まれたり、急に自分、あるいは家族が病気になったりして、心を乱されることがある。生きていてストレスを一切感じない、という人はいないだろう。

僕自身も、経営責任のプレッシャーが重く、多忙を極めた院長時代は、つねに大きなストレスを抱えていた。

「ストレス」が、がんの原因になる

しかし、ストレスを抱え続けていると、病気にもなりやすくなる。

国立がん研究センターの研究（「自覚的ストレスとがん患者との関連について」２０１８年1月20日）によれば、40歳から69歳のストレスの多いグループは、少ないグループに比べて、がんの罹患率が11％も高かった。男性でこの関連が強く見られ、特に肝臓がんや前立腺がんは、ストレスが多い人たちの発症リスクが高いこともわかっている。

つまり、ストレスががんの原因になってしまう、ということだ。

一方、女性は男性に比べると差がそこまで顕著ではなかった。これは、一般的に女性の方が、ストレスを無意識のうちにうまく和らげられる人が多いからではないかと思う。

では、どうすればストレスとうまくつきあえるのか？

ストレスを感じると、ストレスホルモンとも呼ばれる「ノルアドレナリン」という物質が過剰に分泌される。この分泌バランスを整えることが、ストレス解消のカギとなる。

スイスのチューリッヒ大学の研究によると、ストレスを受けたあと、人はカロリーが高く不健康な食べ物を食べたくなることがわかっている。

しかし、ストレスを感じるたびにこうしたものを食べていては、健康によくない。

僕はストレスを感じたら、食べ物で解消するのではなく、体を動かしたり好きな音楽を聴いたりして、前向きに解消することを心がけている。

日課の「スクワット」や「かかと落とし」「速遅歩き」をしたり「パタカラ」といっていると、いつの間にか嫌なことも忘れている。汗と一緒に、ストレスをおこした嫌なことも消えてなくなるのだ。

ストレスとうまくつきあう7つの方法

他にも、ストレスをなくすために心がけていることがいくつかある。ご紹介しよう。

① 楽しみを持つ

僕の場合は、なんといってもスキー。風を感じながら、猛スピードで新雪を飛ぶように滑る瞬間は本当に楽しい。

膝の半月板を損傷していて、今までに2回手術を勧められたけれど、その都度、関節内注射を行って回避してきた。スキーで転んで左腕を複雑骨折したときも手術を勧められたが、極力しなくていいものはしないのが、鎌田流の生き方。

自分の体と向き合いつつ、趣味を楽しんでいる。

麻雀、競馬、カラオケでもいい。何か楽しみや趣味を日常に持っておこう。

② とにかく笑う

笑うと、幸せホルモンである「セロトニン」が活性化される。

楽しい、おもしろいと感じたときは、ちょっと大げさなくらい大声で笑ってみよう。

③ おいしいものを食べる

1日1食の飢餓療法や、がまんする健康法が嫌いな僕は、がまんしない健康法を考えてきた。その結果、「おいしいものを食べた者勝ち」というのが鎌田流の健康法になった。おいしいものが大好きだから「スクワット」「かかと落とし」「速遅歩き」に

「たん活」「野菜たっぷり」「減塩」だけをやり続けてきた。

おいしいものをおいしく食べて、「うまい！」と笑顔になること。これが健康につながると僕は思っている。

④ 学び続ける

好奇心を満たす。これも、ストレスを減らすには大事なことだ。

だから僕は、何かに興味を持つととことん調べる。そのテーマに関連する本を何冊も取り寄せては、読みあさっている。

⑤ 無理な健康法に縛られない

僕は年に3、4冊の本をつくり、雑誌や新聞の連載を10本かかえ、「書く」仕事をしている。絵本や紙芝居づくりにも挑戦する。その中で、よく「脱・自縛」という言葉を使うのだが、自分自身に「もっと自由になれよ、自分で自分を縛っちゃダメだぞ」と言い聞かせている。

無理な健康法はしょせん長続きしない。「がんばらない」で有名な僕でも続けられる、ゆるい「筋活」「骨活」「脳活」「口活」「肌活」「たん活」をこの本に書いた。より自由になるための健康法だ。

⑥ ユニークでいる

ユニークがいいのだ。自分流を持っていることは大事。「スクワット」や「かかと落とし」を長続きさせるために、ある程度、自分流にアレンジしてもかまわない。

⑦ 社会とのつながりを持つ

定年後は外出の機会が少なくなる男性が多いが、家に閉じこもると「社会的フレイル」になってしまう。

「社会的な役割」がなくなると、生活機能の低下が始まってしまうのだ。

だから、趣味のサークルに入るなど、外にコミュニティを持っておくのは大事なこと。

僕自身も、ゆるやかな社会とのつながりや人間関係をつくるようにしている。ただ、そのつながりに縛られすぎないように意識するのも大事なポイントだ。

体重は、自分で毎日簡単にできる健康チェック

僕は「体重」を自分の健康のバロメーターにしている。

体重減少を意識はしているけれど、目標にはしていない。

「ちょい太でも大丈夫」と思っている。でも、体重が減ればメタボも解消できるし、血糖値やコレステロール、中性脂肪などの数値もよくなる。結果的に、健康になる。

「鎌田流筋活」をしていると余分な脂肪がある人は自然にやせてくるのだ。

僕は旅先や出張先では、その土地の名物を「おいしい」と楽しむし、カロリーの高いB級グルメやラーメン、丼物なんかも大好物。仕事仲間とホテルで打ち合わせをしながらランチをしたり、ディナーでフルコースを食べることもある。

食べることが大好きだから、食事制限やプチ断食は向かない。

でも、3年前に体重が80キロを記録して、さすがにこれは太りすぎだと思った。

そこから、「スクワット」と「かかと落とし」を本格的に始め、運動することで「体重をコントロール」することにした。

好きなものを好きなときに食べながらも、ずっと健康でいるためだ。

今の体重は71キロ。3年前に比べて、9キロも落とすことができた。

身長171センチの僕の標準体重は64キロだけれど、これ以上やせると筋肉も貧弱になる。僕は今がベスト体重だと思っている。

目標はゆるく！　5日で100グラム落とせばいい

体重を減らすコツは「実現可能な目標」を設定すること。

たとえば、1か月で2キロ落とそうとすると、ものすごくハードルが高くなる。

食事制限やハードな運動をしなければ達成できないけれど、これを毎日続けるのは難しい。もし達成できたとしても、急激に体重を落とすと、リバウンドも起きやすくなってしまう。

もっともっと、ゆるく考えよう。

2キロ落としたいなら、「5日間で100グラム減らす」くらいがいい。

1日たったの20グラム。友達と外食した日や、ラーメンを食べた日は体重が増えてしまうけれど、その翌日は少しご飯の量を減らすか、運動量を増やせばいい。

家庭用の体重計は100グラムの変化しか計れない。だからいいのだ。5日間のうちに、100グラムを減らすのは簡単。そしてこの小さな成功で快感ホルモンが出る。たまに、ご褒美でスイーツを食べたとしても、これを積み重ねていけば、無理なく100日で2キロ落とすことができるのだ。

いくらでも調整がきくと思えれば、自分が体重の支配者になれる。数字に振り回されることなく、自分でコントロールできるようになる。

毎日の「成功体験」が大事

僕は毎朝、パンツ一枚になって体重計に乗っている。

どうして朝なのかというと、起きてすぐが一番、体重が少ないからだ。

少しずつでも体重が減っていくのを見るのは楽しい。

いい数字が出た朝はうれしくなるし、「すごいじゃないか」と自己評価もできる。

この「成功体験」が大切なんだ。

成果を感じるとドーパミンという快感ホルモンが出て、ますますやる気が出てくる。

だから、体重計には毎日乗ろう。

快感ホルモンを利用すれば、楽しく「筋活」を続けることができるのだ。


僕自身、「これだけ体重が減ったんだから、今日はお菓子を食べるのをやめよう」と自然に思える回数が増えていった。

健康づくりで大事なのは、無理なく、楽しく、続けること。

1日たった20グラム体重を減らすだけでいい。

そのために、食べる量をほんの少し減らすか、あと10分ウォーキングをするか、「スクワット」や「かかと落とし」の回数を増やすか、を実行すればいいのだ。

生活習慣をほんの少し変えて、わずかでいいから「行動変容」をおこしていこう。

好きなことを思いきり楽しむための筋活なんです

僕はこれまで長野県や被災地をはじめ、日本全国で健康づくり運動を進めてきた。もう何十年と、世界中で医療活動をしてきたけれど、自分の体が動く限り、これからも続けていきたいと思っている。

今の目標は、「80歳までイラクの難民キャンプで診療すること」だ。今だって、70歳になってよくチェルノブイリやイラクに行くよなといわれる。若い人に行ってもらうより、80歳だから「コワイモノナシ」なんだ。問題は体が動くかどうかなんだ。

「役割」を持とう

年を重ねるごとに思うけれど、やりたい活動を続けるためにはまず、自分自身が健康でいなければいけない。

そのために、以前にも増して健康づくりを意識するようになった。

逆に言えば、「社会的な役割を持っている」ことが、僕の毎日の生活機能を維持することにつながっているのだ。

おおげさに考えなくてもいい。子どものため、孫のため、地域のため、何でもいいのだ。

生活機能は、社会的役割がなくなると低下する。

死ぬまでピンピンでいるためには、家に閉じこもるのではなく、何か「社会との関わり」を持っていることが大事。

「生きる意味」を見つける

滋賀県衛生科学センターと滋賀大学の共同研究によると、男性ではスポーツ、趣味、娯楽、学習、自己啓発が平均寿命に影響を及ぼし、女性ではボランティア活動が相関しているという結果を示している。静岡県高齢者コホート調査では、運動と栄養に気をつけると死亡率が32％下がり、プラス、社会参加をすると死亡率が51％減という驚異的な数字が出ている。

といっても、難しく考えすぎなくてもいい。友達と楽しくおしゃべりをする。まわりに困っている人がいたら、相談に乗ってあげる。そんなことでいいのだ。

すると、「生きている意味」が見えやすくなる。

誰かに必要とされていれば、その人のために「動ける自分」でありたいと思うからだ。

たとえば、「友達が病気で入院したら、お見舞いに行きたい」とか、「子どもが仕事で忙しそうだから、孫の面倒を見てあげたい」と思ったりする。

もう少し幅を広げて、「友達と一緒にボランティア活動に参加したい」「地元の小学校に絵本の読み聞かせをしに行きたい」と思うようになるかもしれない。

社会的役割が思いつかなかったら、趣味や好きなことでもいい。

大好きな合唱をずっと続けたい。90歳になっても競馬場に出かけたい。80歳でパソコン教室に通い始めたい、なんていうのもチャレンジングで素敵だと思う。

ここで大事なのは、「これがしたい、あれがしたい」という理想で終わるのではなく、自分の肉体というリアルな現実に照らし合わせて考えてみること。

「80歳までボランティア活動をするには、どのくらい自由に体が動けばいいかな？」

「今より長い時間歩けるようになるには、何をすればいいかな？」

テレビで見た健康法をやみくもに試すのではなく、「自分がやりたいことをやるために必要なことはなんだろう？」という視点で考えてみる。


そうして考えた結果、僕がたどり着いたのが「筋活」だった。

筋肉は裏切らない。鍛えた分だけ、丈夫な体をつくることができる。そして、体が動くようになったら、70歳になってもまだまだやりたいことが出てきた。

好きなことを死ぬまで思いきり楽しむためには、やっぱり「筋活」なのだ。

4 ジオリナ 酵素

化粧品会社の「アルソア」がつくっている健康食品。これは17種類の善玉菌が含まれています。山梨県の小淵沢町で無農薬で育てた野菜を発酵させてつくっている酵素です。これを飲むようになってから、僕は元気になりました。

旅行中は「ジオリナ 酵素プラス」という、携帯可能なものを飲んでいます。

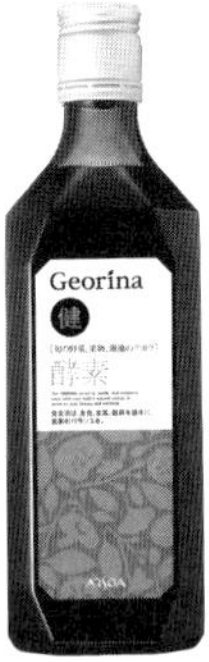

ジオリナ　酵素
500ml　10,000円（税抜）
問い合わせ／アルソア
TEL 0120-301-742（9:30～17:00 土・日・祝日を除く）
https://www.arsoa.co.jp

5 寒天

冬はところてん、他のシーズンは牛乳寒天などをつくって、口寂しくなったときにはこれを食べます。トマト寒天はサラダの中に入れたりして、自然に食べる習慣がついています。寒天は血糖値、血圧、悪玉コレステロールを下げてくれるというデータがあります。繊維の王様、寒天を上手に使っています。

6 生姜・アボカド

生姜やねぎ、唐辛子など、薬味といわれるものは本当に薬のような効果を示します。アディポネクチンという物質の分泌をうながし、メタボの改善にも効果が期待されます。

アボカドには、細胞が新陳代謝して若返るときにどうしても必要な葉酸が含まれています。また肌にいいリノール酸も含まれています。ビタミンB2も多いため、疲労回復にもいい、森のバター。食べられるチャンスのあるときにできるだけアボカドを食べます。野菜ジュースにアボカドを加えることもあります。

7 ピーナッツ・大豆チップス

体重が80キロまでいっていたときには、夜、原稿を書きながらついつい口寂しくなるとポテトチップスを食べていました。ほんの少しのつもりが、1袋全部食べてしまうことが多かったです。

これに代わるものを用意しておくことにしました。圧倒的にいいのは、千葉県産のピーナッツ。薄い皮のついたものをそのまま食べています。ピーナッツは糖質が少なく、ほとんどがたんぱく質です。しかも、薄皮のまわりはポリフェノールが豊富です。脳梗塞や認知症の予防にもいい。どうしてもポテトチップスが食べたいときは、「ビオクラ」の大豆チップスを食べます。ゆず胡椒味や、トマトバジル味などがあって飽きません。低糖質で高たんぱく。このビオクラは、ショートニングなどのトランス脂肪酸ゼロのクッキーをはじめ、品質にこだわった健康にいいお菓子やケーキ、調味料をつくっています。

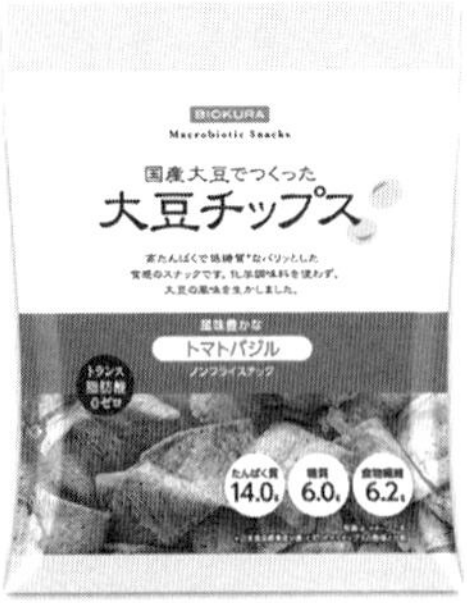

大豆チップス　トマトバジル
35グラム　183円（税抜）
問い合わせ／ビオクラ
TEL 0551-20-5144
（10:00～17:00 土・日・祝日を除く）
https://www.biokura.co.jp

僕が愛用している
７つの健康応援団

僕がふだん、体のために食べ続けている食品を紹介します。

1 北海道・本別町の納豆

納豆は大豆なので、骨粗鬆症の予防にもなります。ビタミンB2を含むので、血液サラサラ、血栓をつくりづらくしてくれます。納豆菌は腸の働きをよくし、免疫機能を高めてくれます。

本別町は、北海道十勝地方にある豆の町。僕はここに毎月通って健康づくりをしています。この町の「やまぐち醗酵食品」がつくっている納豆はどれも絶品。田舎納豆や黒豆納豆などは、ご飯なしでおかずとして食べることができ、10種類あるので飽きません。

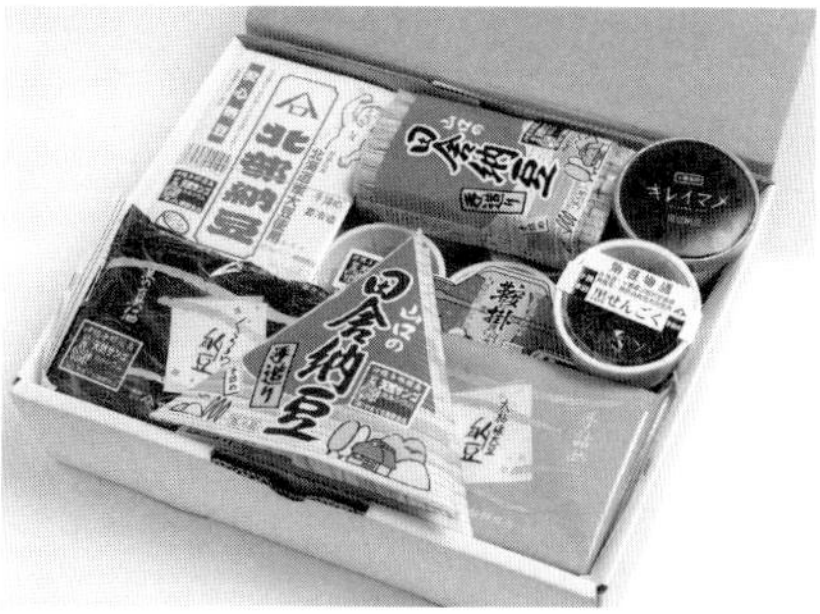

山口納豆HPA（10種類16個）2,700円（税抜）
問い合わせ／㈲やまぐち醗酵食品
℡ 0156-22-2342
https://www.nattou-kozou.jp

2 えごま油

オメガ3脂肪酸を豊富に含むえごま油やアマニ油を、できるだけ使うようにしています。

僕は、宮城県の「虹の園」という、障がい者の雇用を丁寧にやっている団体の応援団長を務めていて、東北に行くとボランティアで講演会をしたりしています。障がい者がえごまを栽培し、その実からえごま油を抽出します。僕が筆でラベルを書きました。これをサラダにかけたり、野菜ジュースの中に入れたりして使っています。

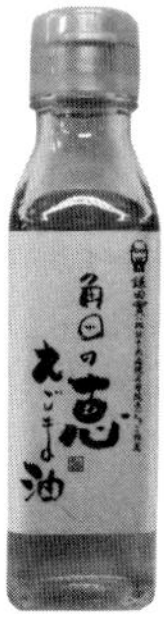

角田の恵　えごま油
100グラム
1,300円（税込）
問い合わせ／
社会福祉法人臥牛三敬会
℡ 0224-63-1481

3 ヨーグルト

腸内フローラを改善し、自分の本来持っている善玉菌を活性化させるためには、いつも同じ乳酸菌を体内に入れるよりも、多種多様な乳酸菌や納豆菌をとった方がいいという論文がオックスフォード大学から出ているので、ヨーグルトはメーカーを決めずに、できるだけ違うメーカーのものを食べます。野菜ジュースに入れることもあります。飲むヨーグルトも1日1本飲むことが多いです。

海外出張でも時差ボケなし！

いつでもどこでも眠れるのが自慢の僕。飛行機の中でしっかりと寝て、目的地に着いた瞬間から元気に動きます。

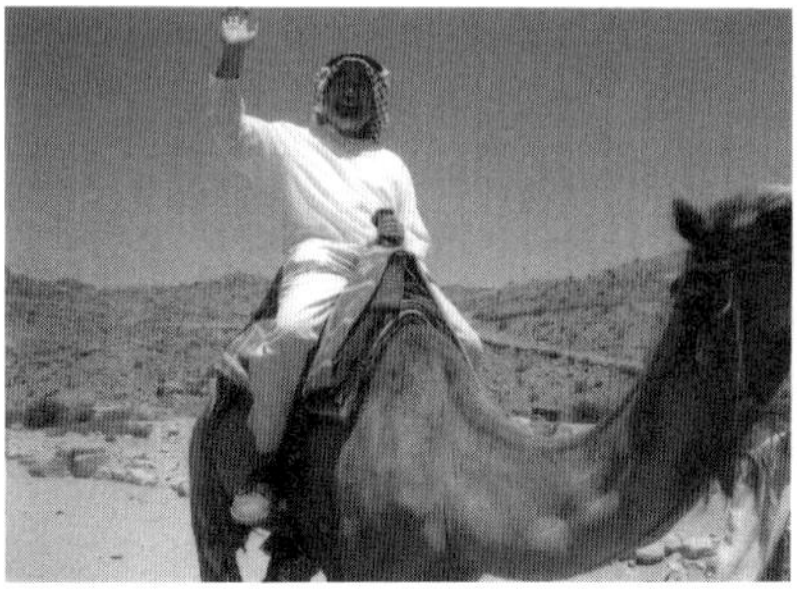

年間100日、講演会！

東北の被災地をはじめ、全国各地を飛び回り、日々「健康づくり」のお話をしています。講演会でスクワットやかかと落としをやってもらうと、みんな笑顔に。僕も元気をもらっています。

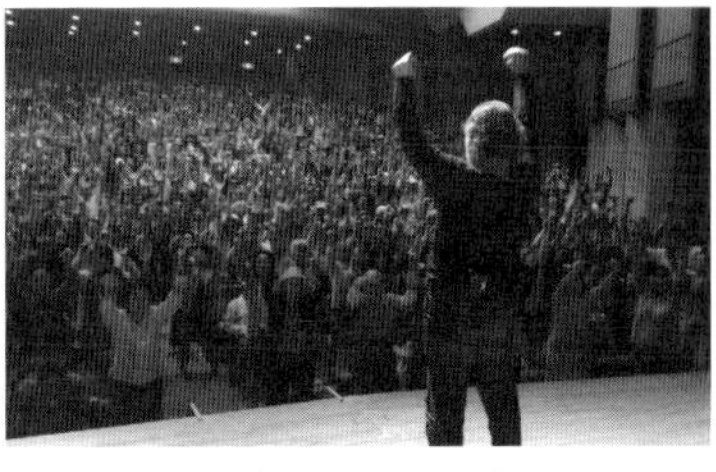

快眠、快食、快便！

世界中どこにいても、僕はふだんどおり。不眠、食欲不振、便秘などの不調に悩まされることはありません。

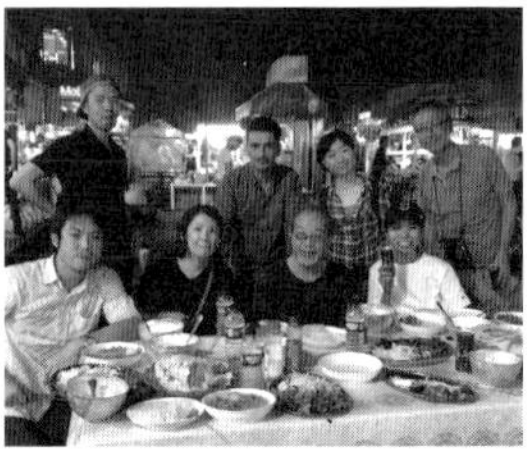

僕のアクティブ・ライフを紹介

おもしろそうなことがあると、どこにでも出かけたくなるのが僕の性格。何歳になっても、自分で移動ができるように筋活を続けています。

10年間、風邪知らず！

特別気をつけているわけじゃないけれど、この10年、風邪やインフルエンザで休んだことはありません。

冬は毎日スキー！

どんなに忙しくても、シーズン中は毎日のスキーが楽しみ。スイスのツェルマットで1日で60キロ滑ったことも。93歳までカッコよく滑るのが目標！

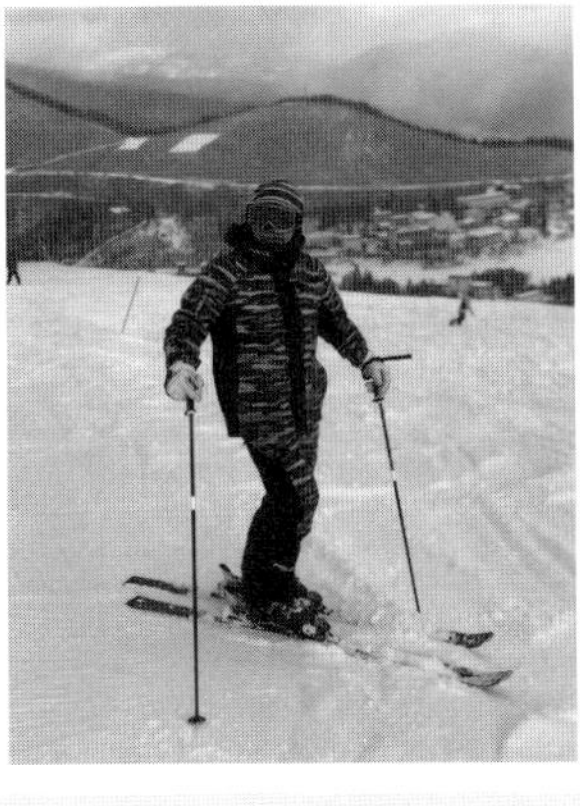

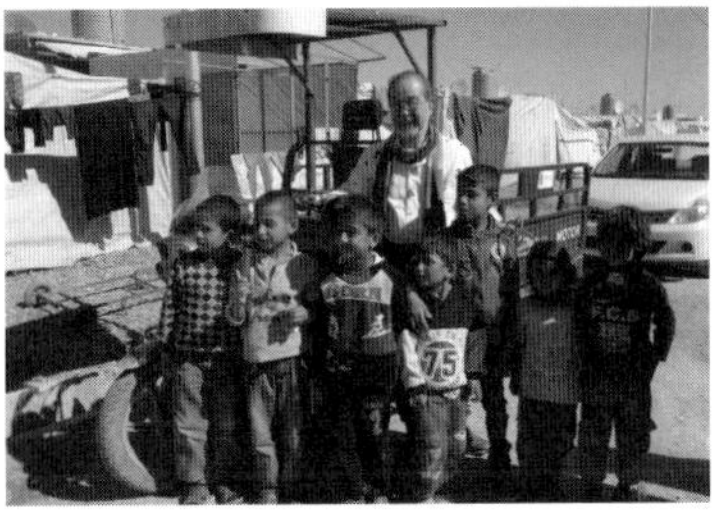

毎年、難民キャンプを訪問

2004年から続けているイラクでの医療支援。現地では身の安全を守るために都市部のホテルに滞在するので、朝4時に出発して、5時間ほど診察、ホテルに着くのは夜の10時。これを「80歳まで続ける」ことが僕の「筋活」のモチベーションにもなっています。

おわりに

僕たちは毎日、必ずどこかで筋肉を動かしている。

歩くのも、ご飯を食べるのも、しゃべるのも、すべては筋肉が動くからできる動作だ。

人生最後の日まで自分の力で、自由に生きるには「筋肉」が欠かせない。

だからこそ、この本では「筋活」をテーマに、僕が実際にやっていることを紹介してきた。


僕がもうひとつ、この本を通してどうしても伝えたかったことは、健康になるために何かをがまんする必要はないということだ。

日本にはがまんの健康法が多いけれど、メタボだって、病気があったって、障害があったって、やりたいことをあきらめる必要はない。

「自分は○○だからあれをがまんしよう、これはやっちゃいけない」なんて思っていると、人生がつまらないものになってしまう。

一度きりの人生を最後まで楽しむには「脱・自縛」。もう自分を縛るのはやめよう。

ここまでも書いてきたとおり、僕自身もたくさんのケガや持病を抱えているけれど、何ひとつあきらめてはいない。

やりたいことは医師に止められてもやるし、好きなものは糖尿病のリスクを持っていても食べる。僕が僕の人生の主人公で、僕が幸せならそれでいいと思っているからだ。

でも、何もせずにそうしたことを続けては、健康寿命を縮めることになる。死ぬまで自分の人生を楽しむために、「筋活」に励んでいるのだ。


筋肉は裏切らない。筋活をした分だけ、自分の健康を実感することができる。そうして成果が出てくると、今度は生き方自体が変わってくる。

運動をすると、テストステロンというホルモンが増える。このホルモンが少し増えると、男女を問わず、生き方がチャレンジングになって、壁を越えたり、既成概念をぶち壊したりできるようになる。

今できていることよりも、もう少し難しいことに挑戦してみようかな、という気持ちがわいてくるのだ。

さらに、運動には幸せホルモンのセロトニンや、快感ホルモンのドーパミンを出す効果もある。

体を動かしていると、結果として心まで元気になれるのだ。

こうなると、人生は俄然おもしろくなる。

最初に描いていたビジョンよりも、もっと自由に動けるようになったら、どんどんやりたいことが増えてくる。

すると、今度はそれをやるために、また筋活をがんばろうと思う。最初にここが限界だろうと思っていたことが、限界ではなくなるのだ。


「筋活」をしていると「骨活」にもなる。運動をしていると、認知症予防の「脳活」にもなる。「口活」をしていると、嚥下性肺炎の予防になる。「かかと落とし」をしていると毛細血管も元気になって、肌が若返る「肌活」になる。次々よいことが起きる。たんぱく質を毎食適度にとる「たん活」も忘れないようにしたい。


生きるって、最後まで未完成。そんなことを、最近よく思う。

どんな人でも必ず老いるし、いつかは死を迎える。人間である以上、その宿命から逃れることはできない。

でも、残された時間を「よりよい人生」にすることはできる。

自分の理想の未来に向かって、「今日よりは少し強い自分になろう」と意識し続けていれば、人は何歳になっても進化することができるのだ。

70歳の僕だって、これだけ変わることができた。このまま筋活を続けていけば、80歳になっても、90歳になっても、まだまだ変われるかもしれないとも思う。

そう、今読んでくれているあなたが何歳であっても、変わることはできるということ。

20代や30代の若い人も、40代、50代の生活習慣病が気になり始めた人も、これを機に筋肉づくりに目覚めてくれたらうれしい。今から始めれば、元気なまま楽しい老後を迎えられる。

60代以上の人は、僕と一緒にさらに元気でヤンチャな人を目指そう。何歳から始めても、必ず「今日より少し強い自分」になれるから。

残りの人生を、後悔の残らないように、いつか死がやってきても、じゅうぶん満足だったといえるように。

「筋活」をしながら一日一日を自由に、おもしろく生きていこう。

２０１９年５月

鎌田　實

レシピ考案（73、78 ～ 81 ページ）／鶴島綾子（絆診療所）　鎌田實
編集協力／渡辺絵里奈　米津香保里（株式会社スターダイバー）
イラスト／赤池佳江子
玉井いずみ（14、34、43 ページ）
デザイン／篠田直樹 (bright light)

鎌田　實　Minoru Kamata

1948年、東京都に生まれる。
1974年、東京医科歯科大学医学部卒業。
1988年、諏訪中央病院院長に就任。
地域と一体になった医療や、食生活の改善・
健康への意識改革を普及させる活動に携わる。
2005年より同病院名誉院長。
チェルノブイリ原発事故後の1991年より、
ベラルーシの放射能汚染地帯へ医師団を派遣し、
医薬品を支援。2004年からイラクの4つの
小児病院へ医療支援を実施、難民キャンプに
5つのプライマリ・ヘルス・ケア診療所をつくった。
国内の活動としては、東北をはじめとする
全国の被災地に足を運び、
講演会、支援活動を行っている。
近年は、健康づくり、介護をテーマとした講演会が
増えている。
近著に『曇り、ときどき輝く』（集英社）
『だまされない』（KADOKAWA）など。

鎌田 實　オフィシャル　ウェブサイト
http://www.kamataminoru.com

70歳《さい》、医師《いし》の僕《ぼく》がたどり着《つ》いた
鎌田式《かまたしき》「スクワット」と「かかと落《お》とし」

2019年5月29日　第1刷発行
2019年9月18日　第6刷発行

著　者　鎌田《かまた》　實《みのる》

発行者　茨木政彦
発行所　株式会社　集英社
〒101-8050 東京都千代田区一ツ橋2-5-10
電話　編集部　03-3230-6068
読者係　03-3230-6080
販売部　03-3230-6393（書店専用）

印刷所　図書印刷株式会社
製本所　株式会社ブックアート

©Minoru Kamata 2019 Printed in Japan

ISBN978-4-08-786116-7　C0095

定価はカバーに表示してあります。本書の一部あるいは全部を無断で複写複製することは、法律で認められた場合を除き、著作権の侵害となります。また、業者など、読者本人以外による本書のデジタル化は、いかなる場合でも一切認められませんのでご注意ください。

造本には十分注意しておりますが、乱丁・落丁（本のページ順序の間違いや抜け落ち）の場合はお取り替えいたします。購入された書店名を明記して小社読者係宛にお送りください。送料は小社負担でお取り替えいたします。但し、古書店で購入したものについてはお取り替えできません。